KB271639

심리로 보는 다이어트 성공법

Celebrity Diet Psychology

심리로 보는 다이어트 성공법

지은이 김명찬
펴낸이 안용백
펴낸곳 (주)넥서스

초판 1쇄 발행 2011년 4월 30일
초판 3쇄 발행 2011년 5월 10일

2판 1쇄 인쇄 2013년 3월 15일
2판 1쇄 발행 2013년 3월 20일

출판신고 1992년 4월 3일 제311-2002-2호
121-840 서울시 마포구 서교동 394-2
Tel (02)330-5500 Fax (02)330-5555
ISBN 978-89-6790-224-7 13510

저자와 출판사의 허락 없이 내용의 일부를
인용하거나 발췌하는 것을 금합니다.
저자와의 협의에 따라서 인지는 붙이지 않습니다.

가격은 뒤표지에 있습니다.
잘못 만들어진 책은 구입처에서 바꾸어 드립니다.

본 책은 『셀러브리티 다이어트 심리학』의 개정판입니다.

www.nexusbook.com
넥서스BOOKS는 (주)넥서스의 실용 브랜드입니다.

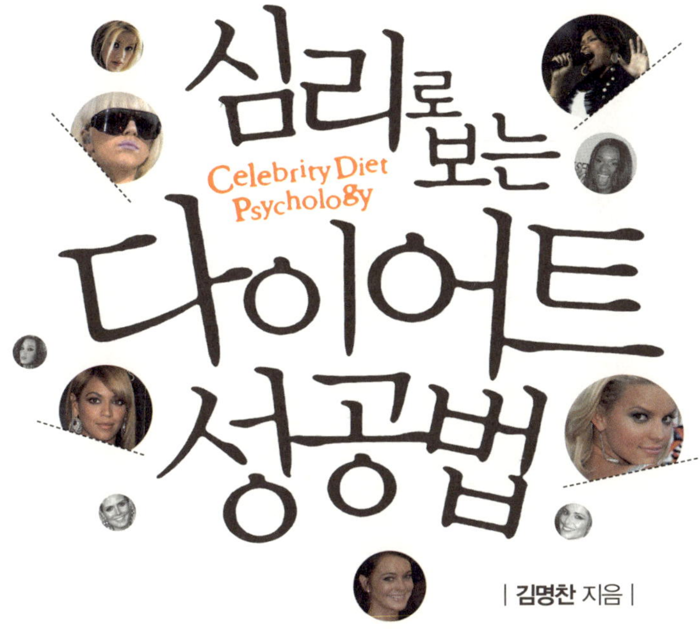

| 김명찬 지음 |

넥서스BOOKS

“난 다이어트해도 안 돼.”, “난 원래 살찌는 체질이야.” 같은
과거가 만들어 낸 핑계에 속지 마라.
당신은 세상에 하나밖에 없는 아름다운 사람이고 사랑받을 자격이 충분하다.
생각을 바꿔 더 이상의 변명을 만들지 않으면
다이어트를 매우 쉽게 진행할 수 있다.

마음을 읽어야
다이어트에 성공할 수 있다

연구자에 따라 차이가 있지만 국내 여성의 50% 이상은 다이어트를 생각해 보거나, 해 본 적이 있다고 한다. 이러한 열의와 관심에도 실제 다이어트를 해 본 사람들의 90% 이상은 다이어트에 성공한다고 하더라도 2년 안에 원래의 체중으로 되돌아간다고 한다. 이를 통해 운동과 식사 습관만으로는 다이어트에 성공할 수 없음을 알 수 있다. 그렇다면 다이어트의 성공률을 높이는 중요한 요소는 무엇일까?

바로 '심리'이다.

다이어트는 본질적으로 삶의 습관에 대한 변화를 뜻한다. 배고픔을 참고 음식을 조절하거나 규칙적인 운동을 한다는 것은 상상 이상의 힘겨운 노력을 전제한다. 이 힘든 과정을 조금 쉽게 만들려면 생각을 통제해야 한다.

대부분 실패한 다이어트에는 실패한 마음가짐이 있다. "난 의지력이 약해.", "먹고 싶은 음식을 참아 가면서까지 다이어트를 해야 해?" 이런 생각은 대개 나 자신의 현재 행동을 유지하기 위한 '핑계'다. 더 많은 핑계를 만들어야만 안전해질 수 있기 때문에 아주 재빠르게 위협에 대처하려는 핑계를 만들어 낸다.

핑계를 만들수록 성장이나 아름다움에 대한 욕구는 줄어들게 된다. 자신을 위협에서 지키기 위한 방어기제인 셈이다. 그렇다면 이렇게 굳어진 생각을 어떻게 바꿀 수 있을까? 정답은 내 안에 있는 그런 핑계들을 볼 때 '깜짝 놀라는 것'이다.

다양한 핑계 속에서 음식 조절을 위한 노력을 미루고, 운동하지 않으면서 자기 몸을 내버려 두는 선택을 하는 자신과 진지하게 마주해 보라. 세상에 하나밖에 없는 아름다운 자신, 사랑받을 자격이 충분한 당신을 그토록 내버려 두며 살았다니, 그런 자신을 보면 놀랍지 않은가? 많이 놀랄수록 생각은 빠른 속도로 바뀌게 된다. 생각을 바꿔 더 이상의 변명을 만들지 않으면 다이어트를 아주 쉽게 진행할 수 있다.

필자도 그와 같은 방법으로 18kg을 감량하고 3년째 요요 현상 없이 생활하고 있다.

과거가 만들어 낸 핑계에 속지 마라. 당신은 누구보다 자신을 사랑하고 있고, 자신의 성장을 갈망하고 있다. 다만, 인생의 어느 시절에 노골적으로 자신을 사랑하면 생존과 안전을 위협당하는 경험을 했을 뿐이다. 지금은 안전하다고 말해 주고 싶다.

세계 최고의 명성만큼 세계에서 가장 자기 관리를 완벽히 해내는 사람이 바로 셀러브리티다. 셀러브리티들은 겉보기에는 완벽해 보이지만 대부분은 두려움과 불안, 내적인 상처에 놓여 있다. 이런 심리적인 부분들은 다이어트에 치명적인 역할을 하기도 하고 성공으로 이끌기도 한다. 이 책에서는 일 년에도 몇 번씩 살이 쪘다가 금세 놀라운 다이어트를 통해 날씬한 몸매로 대중 앞에 서는 셀러브리티들이 살이 찌는 이유와, 각자 처한 심리적인 환경에 초점을 맞춰 다이어트에 성공한 방법을 소개하였다. 누구나 공감할 만한 그들의 사례를 독자 개개인에게 적용해 봄으로써 스스로 다이어트 솔루션을 찾을 수 있다.

이 책을 읽는 당신에게 끊임없이 말해 주고 싶다.

"더 아름답고 건강한 몸을 가지고 싶어 하는 당신의 욕구를 지지합니다."

김명찬

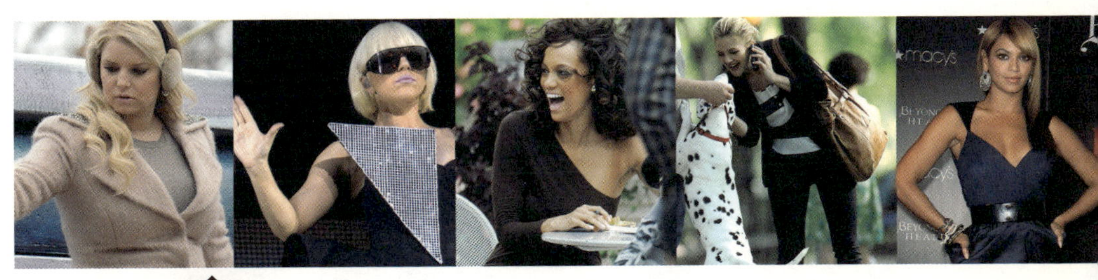

심리를 알면
다이어트가 쉬워진다

"전 햄버거랑 피자를 진짜 좋아해요. 그런데 좋아하는 음식을 먹지 못한다는 건 너무 고통스럽고 괴로운 일이에요. 때로는 차라리 죽어 버리고 싶을 정도로 힘들어요!"

할리우드의 한 셀러브리티의 말이다. 늘 완벽하고 날씬해 보이는 스타들도 이런 말을 외칠 때가 있다. 개인 트레이너와 영양사를 두고 다이어트 하는 그들에게도 다이어트는 어렵고 힘들다. 다이어트를 위해서 자신의 생활 습관을 바꿔야 하니 몸과 마음이 죽을 노릇이다. 그들도 같은 고민과 고통을 겪으면서 우리처럼 하루하루 사는 것이다.

필자는 많은 사람들과 심리 상담을 통해 다이어트를 비롯한 다양한 문제에 관해 이야기를 나누었다. 그러면서 느끼게 된 점은 변하려고 애쓰기 전에 변해야 하는 이유를 스스로 이해하는 게 정말 중요하다는 것이다. 변해야 하는 이유를 스스로 이해하지 못하고 동기가 약하면 변화가 더딜 수밖에 없다. 그리고 결국에는 아무런 변화도 일어나지 않는다. 반면에 변화에 대한 동기가 명료하고 확고할 때는 아주 신속하고 빠르게 변할 수 있다. 그런 맥락에서 볼 때 심리에 대한 이해는 성공적인 다이어트를 위해서 꼭 필요하다.

이 책에서 언급되는 여러 셀러브리티들도 심리적인 문제들을 직면하고 해결해 나가면서 다이어트의 성공을 경험하였다. 반면에 심리적인 문제를 이기지 못하고 좌절할 때는 식생활 습관이 무너지고 삶의 균형이 깨졌다.

변화, 해야 해? 말아야 해?

다이어트는 생활 습관의 변화를 통해서 완성된다. 대부분의 사람이 추구하는 변화란 좀 더 긍정적인 방향으로의 선택을 말한다. 그러나 이런 긍정적인 변화도 쉽지 않다. 변화가 우리 마음에서 일으키는 두 가지 모순된 반응 때문이다. 사람들은 변화를 원하면서도 동시에 변화를 두려워한다. 두 가지 모순되는 감정이 사람에게 동시에 존재하는 것을 '양가감정'이라고 한다.

다이어트 역시 마찬가지다. 생활 습관의 변화는 사람에게 기대감과 더불어 부담감과 고통스러운 느낌이 들게 한다. 다이어트를 하려고 스스로 필자를 찾아왔던 사람들도 상담이 진행될수록 부담감과 어려움을 호소한다. 음식량을 줄이고, 음식을 조절해서 먹어야 한다는 걸 알게 되면 사람들은 좌절감에 빠진다. 거기에 규칙적인 운동에 대한 조언까지 듣게 되면 적지 않은 사람들이 시작도 하기 전에 포기해 버린다. 의지력이 강하고 약하고를 떠나 자신에게 익숙한 습관을 버리고 새로운 습관을 들인다는 것은 절대 쉽지 않은 일이다.

최근 뇌과학을 통해서 점점 더 그 실체가 분명해지고 있는 '양가감정'을 통해 다이어트와 심리와의 관계를 좀 더 과학적으로 풀어낼 수 있다. 우리 뇌는 크게 세 겹으로 이루어지는데 가장 하층부부터 대뇌 기저핵, 대뇌 변연계, 대뇌 신피질로 구성된다. 이 중에서 식욕과 성욕의 중추인 대뇌 변연계는 새로운 변화를 위험으로 자각하여 자기 몸을 보호하기 위해 변화에 저항하도록 설계되어 있다.

성공적인 다이어트를 위해서는 대뇌 변연계를 진정시키는 작업이 필요하다. 다이어트의 중요성에 대한 강의나 프로그램을 들으면 이성을 주관하는 대뇌 신피질은 '아! 식사 습관 개선과 운동으로 다이어트하면 내 삶이 질적으로 더욱 좋아지겠구나.'라는 생각으로 생활 습관의 변화를 의욕적으로 추진하게 된다. 반면 대뇌 변연계는 일단 그것에 저항하고 방어하는 작업을 시작한다. 변화를 기회가 아닌 위협으로 간주하는 기능 때문이다. 따라서 다이어트에 성공하려면 변화가 기회라는 것을 설득하는 과정이 지속되어야 편안한 변화를 이끌어 낼 수 있다.

변화를 촉진하는 힘, 통찰!

그렇다면 우리는 어떻게 성공적으로 변화할 수 있을까? 새로운 인식은 대개 성공적이면서도 지속적인 변화를 일으킨다. 이러한 인식의 변화를 우리는 흔히 깨달음이라고 한다. 심리학에서는 이를 통찰(Insight)이라는 단어로 부른다. 통찰은 '감정을 수반한 깨달음'이라고 할 수 있다. '아! 지금 내 삶의 습관이나 익숙한 선택의 패턴이 나에게 도움이 되기보다는 나를 어렵게 하는구나.'라는 것을 머리가 아닌 가슴으로 느끼게 될 때 사람들은 자신에 대한 안타까움과 미안함의 감정을 느끼게 된다. 그런 안타까움과 미안함의 감정이 커지게 되면 습관을 조금씩 고쳐 나갈 힘을 얻게 되고 최종적으로는 더는 그런 선택을 하지 않는 상황에 이르게 된다. 기존의 습관을 유지하는 것이 자신에게 득이 되기보다는 오히려 자신을 위험한 상황에 빠뜨릴 수 있다는 것을 깨닫게 될 때 변화에의 저항감이 줄게 된다. 통찰을 거치지 않고 변화를 추구하게 되면 변화에 대한 저항감과 거부감이 그대로 있게 되어 '작심삼일'의 결과를 만들게 된다. 작심삼일은 변화를 이끌 만한 동기나 힘이 부족하기 때문이다. 이럴 때 동기를 유발하고 변화를 이끌어 내는 힘을 주는 것이 바로 통찰의 역할이다. 심리 상담 사례를 통해서 구체적으로 알아보자.

상담자   심리적인 스트레스가 많은 경우 주로 어떻게 해결하나요?

내담자   달콤한 음식이나 포만감을 주는 음식을 먹고 나면 기분이 조금 좋아져요.

상담자   아! 음식을 먹게 되면 기분이 좋아진다는 이야기군요. 그럼 그 방법이 본인의 몸과 마음에는 어떤 영향을 준다고 보십니까?

내담자   일단 마음은 조금 편안해져요. 몸은 아무래도 움직이는 것보다 더 먹으니까 살이 찌게 되죠.

상담자   그렇다면 식욕을 채우기 위해서 음식을 먹기도 하지만, 마음을 편안하게 하려고 음식을 먹는다는 말이기도 하네요. 한편으론 그 선택이 몸에는 적지 않은 부담을 주고요.

내담자   음……. 그렇네요.

상담자   그렇다면 몸에 필요한 것 이상으로 음식을 먹는 것이 마음에는 위로가 되지만 몸에는 부담을 주는 선택이라는 말인데, 그 선택은 마음에 드나요?

내담자   마음에 들지는 않아요. 하지만 달리 방법을 모르겠어요. 제가 뭘 할 수 있죠?

상담자   몸과 마음을 동시에 배려하는 더 나은 방법이 있다면 선택해 보겠다는 말이죠? 그럼 같이 알아보도록 할까요?

　자신이 해 왔던 선택이 자신에게 도움이 되기보다는 해가 되는 점이 많다는 것을 알게 될 때 "무엇을 해야 변할 수 있죠?" 하는 질문을 던지게 된다. 이때가 되면 다이어트는 이미 50% 이상 성공했다고 볼 수 있다.

내가 게으른 게 아니야

　　　　　　앞의 대화에서 상담자는 의식적으로 '선택'이라는 단어를 강조해서 사용했다. 대뇌 변연계는 '선택'이라는 단어를 싫어한다. 내가 살이 찌고 운동을 하지 못하는 것이 어쩔 수 없다는 식으로 결론짓는다. "어쩔 수 없다." 또는 "나는 해도 안 된다.", "나는 게으르다." 같은 말은 사실은 대뇌 변연계가 변화를 거부하고 저항하도록 심어 놓은 말들이다. 이런 것을 우리는 고정관념 또는 고정된 자기상(self-image)이라고 부른다. 그래서 우리가 흔히 말하는 "나는 이런 사람이야."라는 말 속에는 성장하면서 나를 지키고 보호하기 위한 전략들이 수정되지 못하고 고정된 경우가 많다. 그것을 나의 성격이나 어떤 고정된 특징으로 규정하기보다는 변화할 수 있는 '선택'이라는 점에 초점을 두면 변화가 조금 더 쉬워진다.

상담자	본인을 게으르다고 하는데 그렇게 생각하는 이유가 있나요?
내담자	게으르니까 음식을 조절하는 것도 귀찮고, 운동하는 것도 귀찮아하겠죠.
상담자	게을러서 하지 않는다고 생각하는군요. 그럼 상황을 이렇게 물어보면 어떨까요? 음식을 조절하고 운동할 만한 충분한 동기 부여를 받지 못해서 변화를 선택하지 않고 있다는 말인가요?
내담자	글쎄요. 지금 하는 말이 낯설고 생소하기는 한데, 적절하게 동기 부여할 방법을 좀 더 찾아볼 것

같은데요. 그런데 정말 제가 동기 부여가 덜 되어서 안 한다고 보세요? 제가 게을러서 그런 것 아 닐까요?

상담자　　어떤 관점을 선택하는 게 다이어트에 더 유리한가요? 그게 초점이 됩니다.

이 정도의 대화와 통찰이 일어나게 되면 누구든지 자신을 게으르다고 평가하기 보다는 다이어트에 대한 동기 부여가 덜 되었다고 말하게 된다.

기존에 했던 선택이 현재의 나를 보호하지 못하고 오히려 몸을 어렵게 하는 습관 으로 굳어진 것들이 있다. 음식 섭취 역시 그중의 한 가지이다. 탄수화물이나 지방, 당분 등을 과도하게 섭취하는 이유를 분석해 보면 대개는 말로 표현하지 못했던 심 리적인 스트레스를 음식물로 푸는 경우가 많다.

어린 시절에 자신의 억울함이나 분노, 서운함 등 감정을 표현하는 것이 금지된 환 경에서 성장한 경우에는 어느 정도의 중독 행위가 나타나게 되는데, 음식물 섭취도 그 중 하나이다.

과거의 전략이 지금도 유효하지는 않다

나는 어려서부터 음식을 가리지 않고 잘 먹는 다는 이유로 과도한 칭찬을 받았다. 그래서 식사 시간이 되면 나도 모르게 과식하는 습관이 생겨났다. 한편으로는 스트레스를 받을 때마다 말로 표현하는 법에 서툴다 보니 대화로 해결하기보다 먹는 것으로 풀 때가 잦았다.

이런 와중에 심리 상담을 통해 스스로 질문을 던지기 시작했다. "누구를 위해서, 무엇을 위해서 그렇게 많이 먹는 거니?" 하는 탐색 질문이었다. 그 질문에 답해 나가는 과정에서 많이 먹는 것이 내 몸을 위한 선택인지는 잘 모르겠지만, 적어도 내 기분을 풀어 주고 좋게 해 주는 심리적인 선택이라는 것을 통찰하게 되었다.

생리적인 필요보다는 심리적인 필요에 의해 먹게 된다는 점을 통찰하게 되자 새로운 선택을 하고 싶은 마음이 자연스레 생겨났다. 몸무게가 84kg까지 불어나면서 아침에 일어날 때마다 허리와 무릎이 아프고, 몸이 무겁게 느껴졌기 때문이다. 더는 이 상태로는 내 마음은 잠깐 위로받을지 몰라도 몸은 망가지고 있다는 것을 느끼게 됐고, 먹을 것으로 마음의 위로를 찾고 싶지 않다는 생각이 들었다. 이런 깨달음이 오면서 식사할 때 멈추는 습관이 생기게 되었다. 그러면서 새로운 식사 습관에 대해서 연구하기 시작했다. 설탕이 들어가는 음식은 될 수 있으면 직접 섭취를 하지 않았다. 식사를 할 때 밥 양은 전보다 1/3로 줄였고, 대신 나물 반찬이나 채소 위주의 식단 그리고 단백질을 좀 더 섭취하기 시작했다. 재미있는 사실은 이 모든 변화가 그리 애쓰지 않고 자연스럽게 일어났다는 점이다.

"나를 보호하는 최선의 전략이 무엇인가?" 하는 질문에 답을 하는 과정에서 변화는 더는 저항의 대상이 아니었고, 나를 위한 자연스러운 선택이 되었으며 그 결과 3개월 동안 어렵지 않게 18kg을 감량하게 됐다. 그 이후 3년이 넘도록 단 한 번의 요요 현상도 경험하지 않았다. 많이 먹는 것이 더 이상 나를 위한 선택이 아님을 확실히 통찰했기 때문이다.

나에게 던지는 탐색 질문

탐색 질문은 앞서 봤듯이 과거 전략을 재검토하도록 도와주는 역할을 한다. 실제 할리우드에서 활동하는 개인 트레이너들이나 심리 상담가들은 탐색 질문을 통해서 셀러브리티의 심리·다이어트 문제의 해결을 돕는다. 심리를 통한 다이어트 성공 과정에서도 탐색 질문은 다이어트 진행을 위한 심리적인 장애물들을 파악하고 검토하도록 도움을 준다. 다이어트와 관련한 탐색 질문의 예를 살펴보면 다음과 같다.

☐ 지금 먹는 식사량이 하루 활동에 필요한 열량인가요, 초과하는 열량인가요?

☐ 하루 필요한 양 이상으로 먹고 있다면, 그 이유가 무엇이라고 생각하세요?

☐ 마음의 위안을 위해 음식을 먹는 것이 본인에게 어떤 도움이 되나요?

☐ 초대받은 자리에서 잘 먹는 것이 누구를 위해 좋은 일이라고 생각하나요?

☐ 입을 달콤하게 해 주는 케이크, 초콜릿, 크림을 잔뜩 얹은 커피를 먹으면 어떤 면에서 도움이 되나요?

☐ 피자, 파스타 등 지방, 탄수화물 함량이 많은 음식을 먹을 때 어떤 느낌이 들게 되나요?

☐ 포만감과는 거리가 있지만 채소나 과일, 콩 등 단백질 위주로 식사한다면 어떤 기분이 들까요?

☐ 하루 중 일정한 시간을 운동하는 데 보낸다면 어떤 느낌이 들까?

☐ 현재 당신의 몸에 대해서 어떤 느낌이 있습니까? 무겁거나 아픈 부분과 가볍고 편안한 부분이 있다면 어디입니까?

☐ 가까운 거리를 자가용을 이용하기보다는 걷거나 뛰어서 다녀온다면 어떤 느낌이 들까요?

☐ 몸이 힘들 정도의 운동을 한다는 것이 당신에게는 어떤 느낌입니까?

☐ 볼록 나온 아랫배를 보면 어떤 기분이 드나요?

☐ 주말에 온종일 누워서 TV를 보고 나면 당신의 몸은 어떤 반응을 보입니까?

☐ 짧은 시간이라도 공원에 나가서 스트레칭이니 가벼운 달리기를 하면 몸이 어떤 반응을 보입니까?

탐색 질문은 스스로 자신의 식생활 습관을 돌아보도록 하는 역할을 한다. 이러한 질문을 하나씩 구체적으로 자신에게 던졌을 때 그 질문에 대한 답을 해 나가는 과정에서 자신의 습관에 대한 객관적인 관찰이 가능해지고, 무엇이 자신을 힘들게 하는 습관인지, 어떤 부분이 자신에게 도움이 될 부분인지를 알 수 있게 된다. 탐색 질문은 잘했는지 못했는지를 따지는 추궁형 질문과는 성격이 다르다. 다이어트를 하려고 하는 현재 나의 식생활 습관을 세심하게 파악하는 것이 목적이다. 추궁하듯이 하는 질문은 대답하는 과정에서 저항하거나 방어하게 된다. 반면에 탐색 질문은 단순히 현재 상황을 명확하게 이해하려는 목표를 가지게 되므로 대답하는 과정에서 자신의 현재 모습을 좀 더 구체적으로 관찰할 수 있는 기회를 얻게 된다.

자기 자신을 '평가'하지 마라

다이어트를 좀 더 쉽고 편안하게 하기 위해서는 근본적으로 자기 자신에 대해서 평가하지 않는 태도를 갖추는 게 무척 중요하다. 계속해서 언급하지만 "나는 의지가 부족해.", "나는 해도 안 되는 사람이야.", "나는 부족해."라는 관점을 가지고 있는 한 다이어트는 어려울 뿐더러 잠시 성공한다 하더라도 결국엔 요요 현상을 겪게 된다.

내가 아이스크림이나 케이크처럼 잠시 입을 즐겁게 하고 기분을 풀어 주는 음식을 좋아한다고 해서 나쁜 사람이나 바보인 것은 아니다. 변화가 빨리 일어나는 사람은 자신이 몸에 좋지 않고 부담을 주는 음식을 먹는다 해도 자신을 바보 취급하지는 않는다. 반면에 변화가 더딘 경우를 보면 자신을 바보 취급하는 것을 볼 수 있다. 그런 사람들은 먹는 음식에 대해서 같이 이야기하려고 하면 위협을 느끼고 심지어 화를 내거나 거짓말을 하기도 한다. 본인 스스로 자신을 바보 같다고 생각하기 때문이다. 이런 때에는 먼저 그 바보 같다는 마음을 점검하는 것이 성공적인 다이어트를 위한 출발점이 된다.

상담자 먼저 식사 습관을 같이 생각해 봅시다. 대략 하루에 먹는 음식은 어떤 것들이 있으며, 얼마나 드시나요?

내담자 제가 그런 것까지 말해야 하나요? 그냥 저에게 필요한 식단이나 주의사항에 대해서만 이야기하면 좋겠는데요.

상담자 제가 드린 질문이 좀 부담이 되나요? 어떤 느낌이죠? 돕고자 하는 마음으로 물어보는 건데 부담을 느끼거나 화를 내는 예도 있더라고요.

내담자 좀 불편하긴 하죠. 취조당하는 느낌도 들고…….

상담자 아! 그럼 불편할 수 있죠. 그런데 지금 식사 습관에 대해서 본인은 어떻게 느끼고 있는지만 말해 주시기 바랍니다.

내담자 일단, 좀 싫죠. 제가 좀 바보 같아 보이고…….

상담자 그러면 제 질문이 불편할 수 있었겠네요. 저는 당신을 놀리거나 비난하려고 물어보는 게 아니라 돕고 싶어서 물어보는 겁니다. 저는 당신의 식사 습관을 판단하고 싶지는 않아요. 그것이 다이어트에 아무런 도움이 되지 않으니까요. 다만 당신이 하는 선택이 자신의 몸을 위한 것인지를 알고 싶을 뿐입니다.

자신에 대해서 옳다 그르다는 식으로 판단하는 이상 변화는 매우 두렵게 된다. 변화의 추진력이 되는 통찰은 판단하지 않고 현상을 있는 그대로 보는 것에서 출발하는데, 평가하고 판단해 버리면 아예 들여다볼 엄두조차 내지 못하게 된다. 통찰은 평가하지 않을 때 빠르게 이루어진다. 자신을 평가하지 않고 있는 그대로 바라볼 때 변화가 촉진된다.

자신을 평가하지 않는다는 것은 구체적으로 어떻게 해야 하는 걸까?

자신과 타인을 비교하지 않기

다이어트란 몸의 균형을 찾아가는 과정이므로 다른 사람과 비교하면 나의 방법을 찾기가 어려워진다. 나 스스로 못나 보이고 의지력에 문제가 있다고 여길 수도 있다. 자신을 평가하지 않는다는 것은 현재 나의 모습을 다른 사람과 같은 기준에 놓고 비교하지 않는다는 것을 말한다. 다이어트에 성공하려면 현재 자신의 몸 상태를 점검하고 그것에 맞는 식생활 습관을 찾아가야 한다.

다른 이들의 말 때문에 움직이지 않기

다이어트를 하겠다고 결심하는 사람 중에서 주변의 지적에 스트레스를 받아 시작하는 경우가 간혹 있다. 자기 스스로 자신의 몸에 대한 관찰을 통한 과정이 아니므로 자신의 자존심에 상처를 입히는 것이 될 수 있다. 사람들이 나를 비난하거나 싫어할 거라는 생각의 이면을 따져 보면 결국 자신도 자신을 싫어하고 있다는 것을 알 수 있다. 나 스스로 현재의 자신을 받아들일 수 없고 싫어하게 될 때 일어나는 변화는 일시적이기 쉽다.

정답이 있다고 생각하지 않기

다이어트에서 영양학적이고 운동학적인 부분에 원칙이나 정답이 있는 것은 사실이다. 하지만 실제로 다이어트에 성공하는 이들을 살펴보면 원칙만 존재할 뿐 제각각 자신에게 맞는 방법이 따로 있다는 것을 알 수 있다. 셀러브리티들도 역시 마찬가지다. 어떤 이들은 혈액형 다이어트로 자신의 몸을 관리하기도 하고, 5단계

(Five-Factor) 운동법으로 다이어트에 성공하기도 한다.

현실을 있는 그대로 수용하기

평가하지 않는다는 것은 나에게 주어진 현실을 있는 그대로 수용한다는 것을 말한다. 다이어트에 성공하는 셀러브리티들은 자신이 가진 한계와 어려움을 솔직하게 표현한다.

"매일 빠지지 않고 한 시간씩 운동하는 일은 죽을 만큼 힘들어요. 차라리 도망치고 싶다니까요."

"자기 전에 치즈 케이크 대신 사과 반쪽을 먹는다는 건 너무 괴로운 일이에요."

자기 현실을 있는 그대로 인정함으로써 문제가 무엇인지 더 빨리 파악할 수 있게 되고 변화의 속도가 빨라진다.

자기 자신을 신뢰하기

평가하지 않는다는 것은 자신을 신뢰한다는 것을 의미한다. 현재의 모습이 어떠하든지 그것이 비난당하거나 비판받아야 하는 것이 아님을 인정하는 태도를 말한다. 현재의 나를 부정하지 않기 때문에 변화를 추구하는 것이 억울하거나 힘들지 않다.

심리와 다이어트의 상관관계

심리적인 문제들은 다이어트에 직접적인 영향을 미친다. 특히, 식이장애—폭식증, 거식증 등 심리적인 문제가 음식 섭취에 영향을 주는 장애—와 같은 경우는 심리적인 문제가 음식 섭취에 직접적인 영향을 미치는 사례를 보여 준다.

성공적인 다이어트를 통해 자신감과 자부심을 느끼고 살아가는 셀러브리티들의 공통적인 심리 특성을 살펴보자.

- 자신이 순간순간 느끼는 감정에 대해서 솔직하게 표현한다. 그것이 부정적인 감정이든 긍정적인 감정이든 상관하지 않고 느끼는 대로 비교적 솔직하게 대응한다. 자신이 솔직히 표현함으로써 비난받을 수 있음도 받아들인다.

- 자신이 무엇을 원하는지 명확히 알고 있고, 그것을 분명하게 표현한다. 대부분의 셀러브리티는 이미 10대 때부터 가수나 배우로서의 꿈을 키워 왔다. 일찍부터 자신이 원하는 것을 표현하고 그것을 갖는 것이 당연하다고 교육받아 온 것이다.

- 긴장 관계에서 적절하게 나 자신을 보호할 줄 안다. 다른 사람과 의견 차이가 있고 바라보는 시각 차이가 날 때 자신의 뜻을 방어하고 보호할 수 있다. 다만 정당한 비판에 대해서는 귀를 기울여 듣기도 한다.

- 좋아하는 일을 할 때 힘겨운 과정이 있음을 알고 받아들인다. 자기가 좋은 일을 한다고 해서 반드시 평탄하고 쉽게 풀리지 않는다는 것을 안다. 따라서 성공하기까지 오랜 무명의 시간을 보내거나 홀로 자신을 단련하는 것을 두려워하거나 거부하지 않는다.

이러한 심리 특성은 성공적인 다이어트를 원하는 사람들에게 적용될 수 있다. 솔직함은 심리적인 면에서 다른 것에 의존하는 마음을 줄여 준다. 자신의 심리적인 어려움을 직접적으로 해결하므로 스트레스를 받더라도 쉽게 풀어낸다. 따라서 술, 음식물, 약물 등에 의존할 일이 줄어들게 된다. 또한 삶이 독립적으로 바뀌기 때문에 운동할 시간을 확보할 수 있다.

본문에서 언급되는 셀러브리티 중에서는 가벼운 식이 장애를 겪는 이들이 있다.

폭식 증세를 보이는 오프라 윈프리가 있고, 남편의 외도로 충격에 빠져 거식증으로 고생한 영국의 유명 가수 애슐리 콜도 있다.

심리적인 문제를 해결하는 가장 좋은 방법은 앞에서 소개한 것처럼 직접 그 이야기를 통해 자기 문제를 제대로 바라보는 것이다. 그때 느꼈던 분노, 좌절감, 속상함, 서운함, 두려움, 무서움, 슬픔, 안타까움, 불안함, 기쁨, 성취감, 황홀함 등의 감정을 있는 그대로 표현하는 것이다. 그것에 대해서 좋고 나쁨을 따지지 않고 표현하게 되면 마음이 가벼워지면서 몸도 편안해진다

이것이 바로 심리를 알면 다이어트가 쉬워지는 이유이다.

제시카 심슨
Jessica Simpson

제니퍼 허드슨
Jennifer Hudson

린제이 로한
Lindsay Lohan

셰릴 콜
Cheryl Cole

오프라 윈프리
Oprah Winfrey

Inner Healing

상처 입은 자신의 몸과 마음을 용서하라!

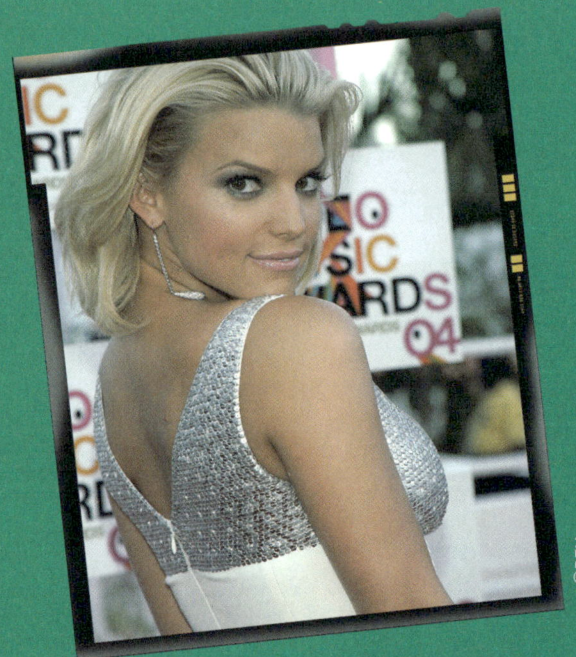
MUSIC
AWARDS
04

Jessica Simpson

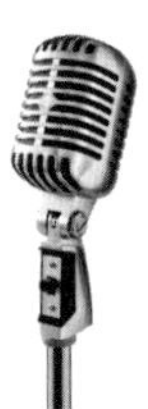

구두보다 유명한
그녀의 다이어트

그녀의 시작

눈부신 금발에 차분한 갈색 눈동자. 161cm의 키에 45kg의 가녀린 체구를 가진 제시카 심슨. 그녀는 다른 할리우드 스타들처럼 완벽한 화려함이 아니라 친근한 이미지의 미녀로 전 세계인에게 호감을 얻었다. 목사인 아버지 밑에서 자라 가스펠 음악으로 활동하던 제시카는 한 대형 음반사의 눈에 띄어 본격적으로 가요계 생활을 시작했다. 제시카가 처음 제작하여 발표했던 싱글 곡 〈I wanna love you forever〉는 빌보드 차트의 3위에 올랐다. 미국 외에 10여 개 국가에서 차트 10위 안에 드는 행운도 얻었다. 이때가 1999년, 제시카는 가장 싱그러운 20세였다.

미국에서는 가수의 인지도를 평가할 때 지방 순회공연을 기준으로 삼는 경우가 많다. 국내 매니지먼트 회사인 JYP의 소속 가수 원더걸스가 미국에 진출할 때 다른 유명 가수의 콘서트 오프닝을 맡으며 지방 순회공연을 한 것도 그 때문이다. 제시카 심슨도 인지도를 위해 같은 결정을 내렸다. 당시 최고의 섹시 스타이자 대형 가수였던 리키 마틴과 함께 지방 투어 콘서트를 다닌 것이다. 이 투어로 전국적인 인지도를 끌어올렸다. 하지만 이에 만족하지 않았다.

제시카는 〈Come On Over〉라는 컨트리 곡을 냈다. 이 곡은 빌보드 차트 컨트리 부문에서 41위로 진입하였다. 최고라고는 할 수 없지만 순탄한 출발이었다. 또한 팝에 그치지 않고 다른 장르에서도 음악성을 인정받을 수 있다는 가능성을 발견했다. 작은 체구에서 뿜어내는 그 열정과 도전은 많은 사람을 놀라게 했다.

리얼리티 쇼가 만들어 준 행복

제스카의 이름을 최고로 만든 것은 음반이 아닌 리얼리티 쇼였다.

제시카 심슨은 첫 앨범 홍보 투어 중 한 남자를 만나게 되었다. 그녀처럼 음악을 업으로 삼고 있던 그 남자는 닉(Nick Lachey). 둘은 뜨겁게 사랑했고 2002년 전격 결혼했다. 제시카는 결혼 직후 대단한 결심을 하게 되는데, 바로 신혼 생활을 리얼리티 프로그램을 통해 방송하는 것이다. 그들이 출연한 MTV의 리얼리티 프로그램 〈Newlyweds: Nick and Jessica〉는 엄청난 인기를 얻었다. 이제껏 음악 활동으로 누린 명성의 몇 배나 되는 유명세가 따라왔다.

미국에서는 셀러브리티들이 자신의 주 활동 분야와 무관하게 주목받는 경우가 많다. 각종 프로그램에서 드러나는 그들의 개성이나 매력이 대중을 사로잡을 때 이런 현상이 나타난다. 이것을 가능하게 한 시스템이 바로 리얼리티 프로그램이다. 제시카는 가수로서의 성공과 리얼리티 쇼의 인기에 힘입어 연기에도 도전했지만 음

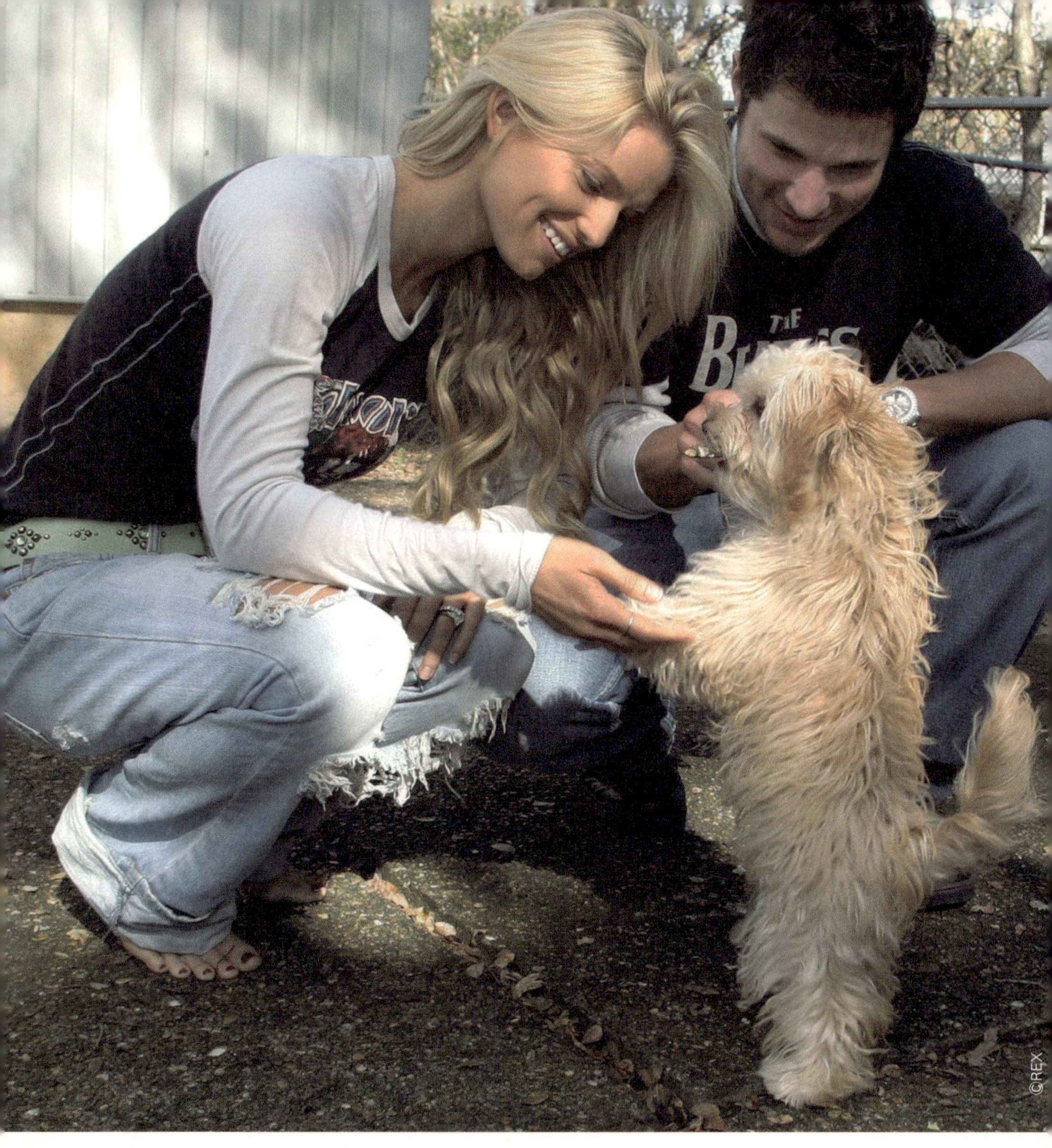

닉과 출연한 MTV의 리얼리티 프로그램 〈Newlyweds : Nick and Jessica〉의 한 장면.

악만큼의 성공은 거두지 못했다.

어쨌든 그녀는 차츰 가수와 연기자로 활동을 해 나가면서 동시에 방송인, 제작자로서도 움직이기 시작한다. 특히 패션 사업을 시작하면서 그녀의 구두가 입소문을 타고 유명해지기 시작했다. 할리우드의 셀러브리티부터 홍대 앞 거리를 거니는 여성들까지 제시카 심슨의 신상 구두에 환호했다. 또 한 명의 엔터테이너가 탄생한 것이다.

사생활과 맞바꾼 리얼리티 쇼

호사다마라 했던가, 리얼리티 쇼로 흥했던 그녀는 바로 그 쇼 때문에 뜻하지 않은 불행을 맞게 되었다.

제시카와 닉은 2005년 결혼 생활에 종지부를 찍었다. 서로 아끼고 사랑했으나 이제는 아픔과 상처만 주고받는 관계가 된 것이다. 가장 단란하고 행복하게 보내야 할 신혼 생활을 전국에 공개하고 방송했던 영향이 컸다. 많은 사람이 아는 관계였던 만큼 더 많은 고통이 그들의 뒤를 따랐다. 사랑이 끝났다고 인정하는 일부터 타인의 시선으로부터 느껴야 하는 수치심과 부끄러움, 깊은 죄책감이 그들에게 큰 상처를 안겨줬다.

제시카의 불행은 여기서 끝나지 않았다. 공식적 이혼 절차를 겪은 뒤부터 몸무게가 기하급수적으로 늘어난 것이다. 늘 161cm에 45kg을 유지하던 몸이 몇 개월 만에 15kg 이상 늘었다. 사랑하는 사람이 떠나고 의지할 곳이 없어진 제시카는 이러한 정신적인 충격을 무절제한 식생활과 불규칙한 생활로 풀었다. 몸은 순식간에 망가졌다.

사람보다 믿음직한(?) 음식

Stop! 나와 상대에 대한 비난을 멈춰라!

일이 잘못되었을 때 상대방을 비난하거나, 혹은 나 자신을 깊이 자책하는 방법은 가장 쉽게 문제를 해결하는 방법의 하나다. 비난과 자책에 시간을 쓰다 보면 바람직한 해결책을 찾는 '모험'을 할 필요가 없기 때문이다. 그러다 보니 자신이 경험한 아픔에도 성장이나 변화는 일어나지 않는다. 상대에 대한 비난과 자책을 멈춰 보자. Stop! 꽤 큰 고통과 씁쓸함이 몰려와서 굉장히 힘들고 아플 수 있겠지만, 안심하라! 죽지는 않을 것이다. 이것을 '실존적 책임(existential responsibility)'이라 부른다.

얼마 전 가까운 지인의 일로 병원 응급실에 간 적이 있다. 환자들과 의료진 사이에 한 부부가 눈에 들어왔다. 아마도 남편이 사고를 당해 병원에 온 모양이었다. 그런데 조금 이상한 광경을 봤는데, 남편을 간호하는 아내가 우두커니 남편의 옆을 지키면서 끊임없이 입속으로 음식물을 집어넣는 것이었다. 배가 고파서 음식을 먹는 느낌이 아니라 습관적이고 무의식적으로 먹는 것처럼 보였다.

자신의 뱃속이 허기진 것인지 아니면 마음이 허기지고 불안한 것인지도 확인하지 못하고 계속해서 이것저것 먹는 모습을 보면서 안타까운 마음이 들었다. 그러나 한편으로는 그런 위안이라도 있어야 하나 보다 싶은 마음이 들기도 했다.

음식은 어떤 면에서 사람보다 충직하다. 사람은 오늘 "사랑한다." 말했다가도 내일이 되면 "더는 널 사랑하지 않는 것 같아, 우리 그만 헤어져." 하고 말할 수 있다. "난 너 없이는 못 살아. 세상 다른 누구도 필요 없고 오직 너만 있으면 돼." 하다가도 "이제 너보다 더 사랑하는 다른 사람이 생겼으니 이만 우리 관계는 정리하자." 하기도 한다. 믿어도 믿을 수 없는 게 사랑이고, 알다가도 모르는 것이 사람의 마음이다.

음식은 어떤가? 일단 마음이 푸근해진다. 맛있는 삼겹살은 언제나 포만감을 선사해 준다. 내가 원할 때는 언제든지 먹을 수 있다. 결코 나를 배신하거나 나의 예측과 다른 행동을 하지 않는다. 우울할 때 맛있는 아이스크림 한 통이면 언제든지 기분이 바뀔 수 있다. 이것이 음식의 힘이자 함정이다.

사람에게 받은 상처를 음식으로 해결하는 것은 아주 어리석다. 하지만 많은 사람이(지금 이 글을 읽고 있는 당신도!) 이런 방법으로 위로를 구하고 있다. 연인에게 받았던 상처가 크면 클수록 그것을 해결하는 방법 역시 건강하지 않은 경우가 많다. 상처가 깊은 만큼 자기를 해치는 행동을 하기 십상이다.

관계에서 깊은 상처를 입은 제시카 심슨은 이제껏 철저하게 지켜오던 건강식 다이어트를 포기하고 초콜릿과 사탕을 과다 섭취하며 운동도 하지 않았다.

'시간이 약이다', 같은 실수는 이제 그만!

좌절과 시련, 깊은 자기 연민 속에 빠져 있던 제시카는 시간이 흘러감에 따라 서서히 일어서고 회복을 하게 되었다. 심리학에서 볼 때 대부분의 충격적인 사건은 그 사건에 대한 아픔을 충분히 느껴보고 아파하면서 차츰 흐려진다. '시간이 약'이라는 말은 근거가 있다.

이혼과 같이 정신적인 충격이 큰 사건은 정서적으로 안정감을 되찾고 이전의 리듬을 회복하는 데에 적지 않은 시간이 필요하다. 회복되는 기간도 사람마다 차이가 있고, 이 기간을 보내는 방법에도 차이가 있다.

사람들은 대부분 관계에서 경험한 상처를 빨리 잊기 위해서 새로운 관계를 선택한다. 사람을 사랑하다가 마음에 상처를 입으면 전에 만났던 사람보다 더 나은 사람이 나를 치유할 수 있다는 믿음이 있기 때문이다. 이러한 생각은 사실은 조금 위험하다. 상대방이 부족한 사람이었기 때문에 내가 상처를 입었다는 가정이 깔려 있기 때문이다.

실제로 우리가 사랑에 빠져드는 건 그 당시에 상대방에게 어떤 매력을 느꼈기

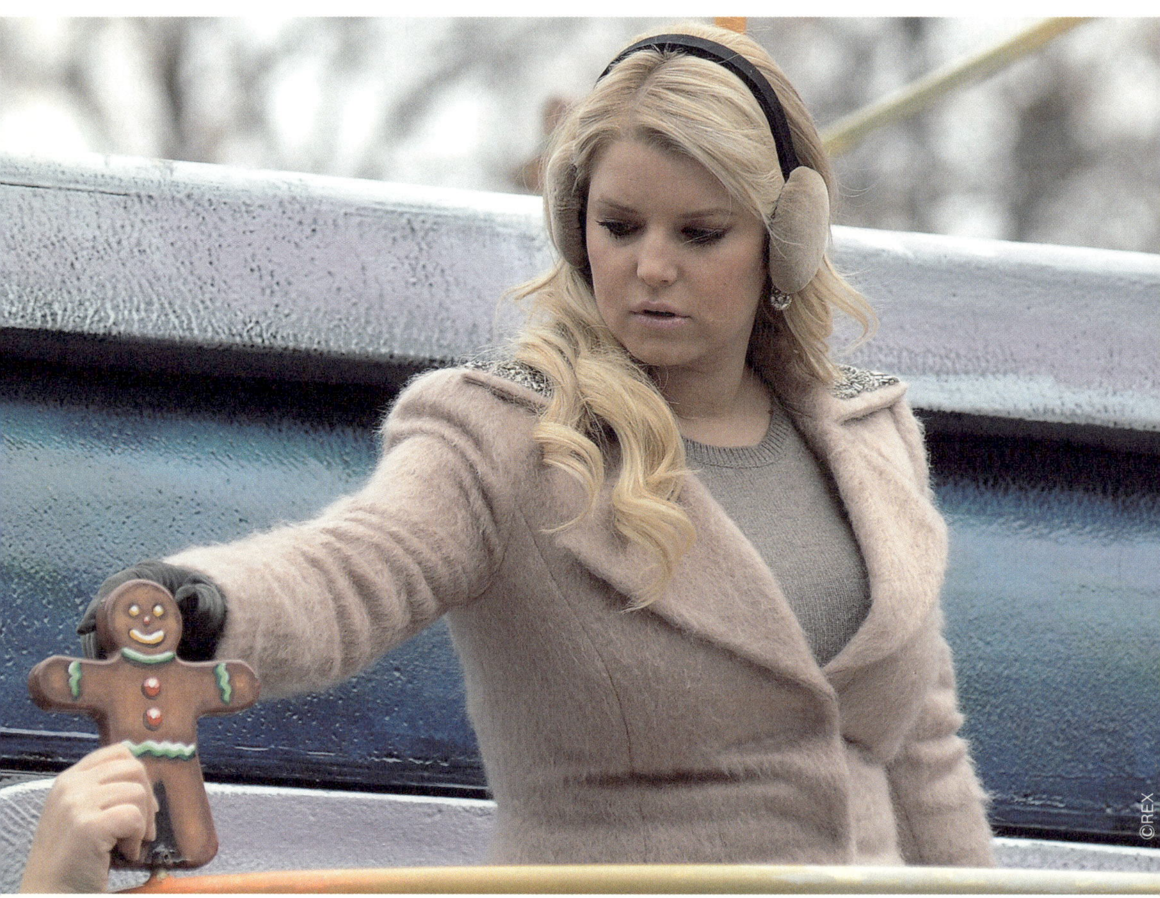

제시카 심슨은 이혼 후 만났던 남자 친구와의 관계에서 어려움이 지속되자 체중이 다시금 60kg까지 늘어났다.

때문이다. 사랑에 빠졌다는 건 스스로 상대방을 매력적으로 느끼는 상태에 있다는 것을 의미한다. 이때 상대방이 어떤 사람인지 어떤 장점과 단점을 가진 사람인지 찬찬히 살펴볼 여유와 마음이 부족하다면 나중에 후회할 만한 선택을 할 수도 있다. 결국 내가 사람을 알아볼 마음의 여유가 있는지가 초점이다. 이 부분에서 제시카 심슨은 몇 차례의 시행착오를 거쳤다.

이혼의 상처가 조금씩 아물면서 몇몇 남자와 연애를 하기는 했지만 그 관계들 속에서 안정감을 누리지 못했다. 제시카 심슨은 앳킨스 다이어트(Atkins diet)—탄수화물을 금하고 단백질 위주의 식단을 추천하는 다이어트 방법—로 불어난 몸을 예전의 몸으로 다시 되돌리기도 했지만, 이혼 후 만났던 남자 친구와의 관계에서 어려움이 지속하자 체중이 다시금 60kg까지 늘어났다. 서양인치고 작은 키인 것을 고려하면 꽤 많이 나가는 무게이다.

이런 현상은 어쩌면 제시카에게는 자연스러운 일인지도 모른다. 그녀 스스로 온전하게 독립적인 마음의 태도를 갖고 있기에 너무 쉽게 관계의 영향을 받게 된 것이다. 관계의 영향에서 크게 흔들리지 않을 정도로 안정감을 누리기 위해서는 먼저 스스로 홀로 서는 연습이 필요하다.

한 번 결혼에 실패하고도 자신을 돌아볼 겨를 없이 재혼하는 사람이 계속해서 같은 어려움에 빠져드는 이유가 여기에 있다. 자꾸 상대방을 문제로 지목함으로써 자기 문제를 보지 못하는 것이다. 사실은 나 자신이 독립적이지 못하고 의존적이기 때문에 문제가 생겨나는데 계속 상대방이 문제라고 생각함으로써 같은 문제가 계속해서 반복되는 것이다.

관계의 문제에서는 상대방보다는 자신에게 초점을 두어야 문제 해결의 열쇠가 보이기 시작한다. 다른 사람을 내가 원하는 사람으로 만들려는 노력은 서로 불행하게 만든다. 반면에 가까운 사람들이 변화되지 않는다 해도 나 자신이 만족스러운 삶을 살아가게 되면 굳이 다른 사람이 변하기를 바라지 않아도 되고, 무리한 요구도 하지 않게 된다.

몇 번의 실패, 그리고 찾아온 변화

제시카 심슨은 지금 어떨까? 몇 번의 시행착오를 거쳐 완전한 독립을 이루었을까? 다만 우리가 알 수 있는 것은 그녀가 아직도 체중과 쉽지 않은 싸움을 벌이고 있다는 사실이다. 요요를 경험하면서도 셀러브리티로서 알맞은 몸매와 건강을 되찾기 위해 그녀는 끊임없이 다이어트를 시도하고 있다.

제시카는 자신의 몸에서 약한 부위를 강화하는 운동을 주로 한다. 대표적인 운동으로 스쿼트와 런지가 있다. 우리나라에서도 이미 많이 알려진 스쿼트는 양손에 덤벨을 잡고 발을 어깨 너비로 벌린 자세에서 앉았다 일어났다 하는 자세를 반복하는 운동이다. 하체의 근력을 강화하면서 동시에 몸 전체의 힘을 키워 준다. 특히 아름다운 엉덩이선

제시카 심슨의
다이어트 식단

1Day
아침_ 달걀 흰자, 딸기 스무디, 토스트
간식_ 녹인 초콜릿에 찍어 먹는 사과 웨지
점심_ 버팔로 햄버거, 고구마 튀김과 케첩
간식_ 구운 체리 토마토를 곁들인 핫도그, 머스타드 소스
저녁_ 다진 쇠고기, 현미밥, 구운 옥수수

2Day
아침_ 포도 반 송이, 무지방 요구르트, 오트밀, 딸기 민트 샐러드
간식_ 레몬 파이
점심_ 토마토 수프, 훈제 치킨 샐러드
간식_ 갈릭 소스를 곁들인 곡물 크래커와 터키 슬라이스 햄
저녁_ 현미밥을 곁들인 치킨과 채소 버무림, 말린 배

3Day
아침_ 무가당 메이플 시럽과 오트밀 팬 케이크
간식_ 초콜릿 베리 케이크
점심_ 치킨 커리, 오이 요구르트, 오렌지 샐러드
간식_ 미니 페페로니 피자
저녁_ 훈제 고기와 구운 감자, 아스파라거스

을 갖고 싶어하는 여성들에게 아주 인기 있는 운동이다.

대표적인 하체 운동인 런지 역시 스쿼트와 마찬가지로 엉덩이를 포함한 다리의 아름다운 라인을 만들어 주는 운동이다. 양손에 덤벨을 든 상태에서 앞뒤로 발을 내밀고 굽혔다 폈다를 반복한다. 제시카가 스쿼트와 런지 운동을 주로 하는 이유는 그녀의 엉덩이에 꽤 육중하게 살이 올랐기 때문이다. 다행히 제시카는 평소 개인 트레이너와의 면담을 통해 자신의 개선 약한 부위가 어디인지 잘 알고 있다.

제시카 심슨은 운동과 더불어 하루 1,300kcal를 소모하는 다이어트 식단을 짰다. 주로 식물성 위주의 저지방 고단백 식품의 섭취와 섬유질이 풍부한 채소와 야채, 식물성 기름 등을 골고루 섭취하였다. 개인 트레이너의 엄격한 관리를 통해서 그녀는 60kg 이상으로 불어난 체중을 50kg 근처로 두 차례 이상 감량할 수 있었다.

설사 요요가 반복되더라도!

아직 제시카 심슨은 갈 길이 멀다. 심리적으로 관계의 안정감을 누릴 때는 식이요법과 운동을 통해 데뷔 초의 날렵한 몸매로 돌아갔다가, 다시 관계에서 아픔을 느끼고 방황할 때는 급격하게 몸이 불어나는 과정을 반복하고 있기 때문이다. 아무리 전문 트레이너가 24시간 그녀가 먹는 것, 생활하는 것을 돌본다 해도 스스로 마음의 상처를 추스르고 자부심을 회복하지 않는 한 삶의 균형을 되찾기는 어렵다. 관계의 아픔으로 고통당하더라도 자기 몸을 해치지 않는 수준에서 고통을 덜어 내는 방법을 배우지 못한다면 몸을 보호하는 데에는 한계를 겪게 된다.

삶을 살아가다 보면 관계의 깨어짐과 아픔을 경험하기 마련이다. 이때 굳이 음식

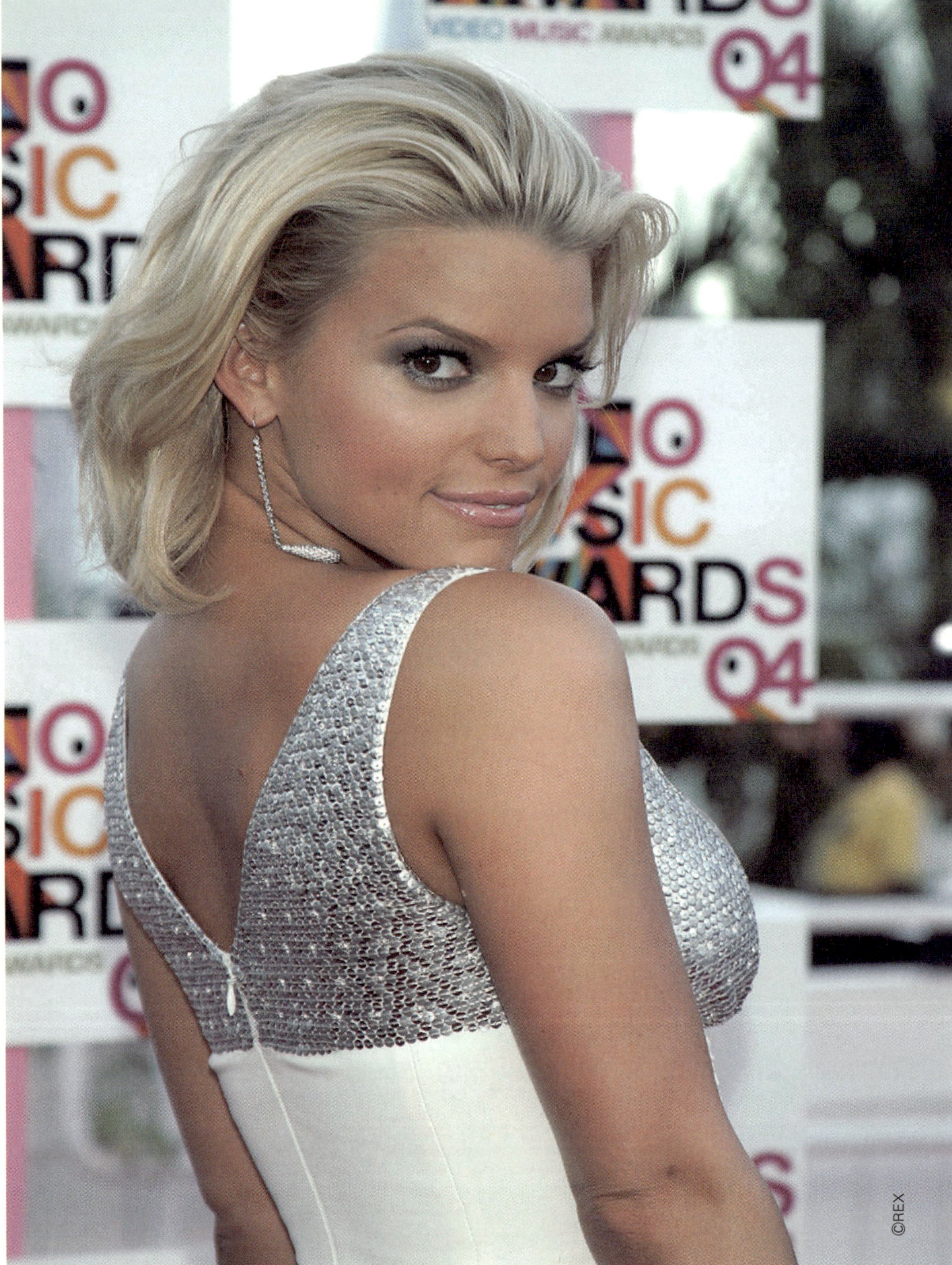

©REX

제시카 심슨의 **다이어트 식단** **특징**	저지방 고단백질 섭취_ 지방이 적고 단백질 함유가 높은 음식을 섭취함으로써 체내 근육량을 늘린다.
	소량의 탄수화물 섭취_ 탄수화물을 과다하게 섭취하면 열량으로 소비되지 않는 탄수화물은 체내에서 지방으로 변해 몸에 무리를 주게 된다.
	섬유질이 풍부한 음식 섭취_ 섬유질이 다이어트에 좋은 까닭은 소화되는 데 오랜 시간이 걸리기 때문이다. 따라서 아침에 오트밀, 시리얼, 통 곡물, 과일 등의 음식을 섭취하면 온종일 포만감이 유지되어 다이어트에 효과적이다.
	몸에 좋은 지방의 섭취_ 흔히 말하는 좋은 지방이란 상온에서 액체로 존재하는 지방이다. 삼겹살을 먹을 때 나오는 돼지기름은 온도가 내려가면 하얗게 굳는 것을 볼 수 있는데 이런 지방은 몸에 해로운 지방이다. 몸에 좋은 지방은 식물성 지방으로 올리브유, 카놀라유, 참기름, 땅콩기름 등이 대표적이다.
	무설탕 음료_ 음료에 설탕이 들어가면 몸의 혈당치가 급격하게 올라가게 되므로 건강을 해치게 된다. 단순당이나 설탕은 지방이나 단백질과 함께 먹어야 혈당 상승을 막을 수 있다.

을 통해 자신을 위로하기보다는 깨어진 마음 자체를 대화나 운동을 통해 풀어내는 지혜로운 선택을 할 수 있어야 한다. 하지만 이것이 그렇게 쉬운 일은 아니다. 제시카 심슨처럼 최고의 프로페셔널 셀러브리티에게도 실연의 아픔과 상처를 건강하게 극복하기가 쉽지는 않은 일이다. 그런 그녀의 모습이 한편으로는 안쓰럽기도 하지만, 셀러브리티도 우리와 같은 평범한 사람임을 일깨워준다는 면에서는 위로가 되기도 한다.

건강한 삶, 몸을 보호하는 삶에서 관계의 깨어짐은 분명히 좋지 않은 영향을 미치게 된다. 이런 영향을 받지 않기 위해서는 자기 자신을 좀 더 잘 이해하고 돌보려는 마음이 필요하다. 그렇게 되면 A급 개인 트레이너가 없다 해도 A급 몸매를 유지할 힘을 갖게 될 것이다.

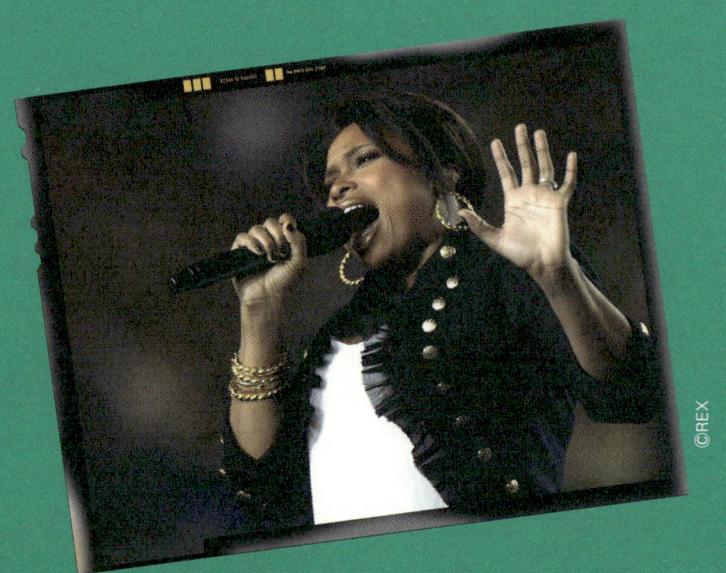

제니퍼 허드슨

Jennifer Hudson

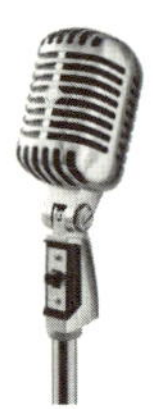

드림걸즈,
이제 세상을
용서할 거야

We're your Dreamgirls, boys.

We'll make you happy.

Yeah, yeah, yeah,

We're your Dreamgirls, boys.

We'll always care.

We're your Dreamgirls

Dreamgirls

Dreamgirls will never leave you!

-〈Dreamgirls〉 OST 중

우리는 당신의 드림걸즈.

당신을 행복하게 해 줄 거야.

우리는 당신의 드림걸즈. 당신을 감싸 줄 거야.

우리는 당신의 드림걸즈.

영원히 당신 곁에 있을 거야!

아메리칸 아이돌의 스타, 드림걸즈의 에피 화이트

전 세계에서 흥행한 뮤지컬 영화 〈드림걸즈〉를 기억하는가? 영화 속 드림걸즈 중 풍만한 여자 가수 에피 화이트. 그녀가 바로 함께 출연한 최고의 스타 비욘세의 인기를 누르고 영화를 장악한 존재감의 주인공, 제니퍼 허드슨이다. 혹자들이 시작 전엔 최고의 가수 비욘세의 영화였던 〈드림걸즈〉가 관람 후에는 초짜 배우 제니퍼의 영화였다는 걸 알게 됐다고까지 할 만큼 그녀의 활약은 눈부셨다. 뛰어난 가창력으로 영화의 판세를 뒤집었던 제니퍼는 그해 골든 글로브 상(Golden Globes Awards) 여우주연상과 아카데미 여우주연상을 거머쥐었다.

제니퍼 허드슨은 〈아메리칸 아이돌〉 3편에서 혜성처럼 나타났다. 도전자들의 노래에 대해서 신랄한 악평을 늘어놓기로 유명한 사이먼 코웰조차 "디바들의 전쟁이다.", "센세이셔널 하다." 하며 그녀의 존재감을 인정했다. 모두의 예상을 깨고 제니퍼 허드슨이 본선에서 탈락하자 많은 심사위원과 미디어가 그녀의 탈락을 애석해하기도 했다.

제니퍼 허드슨의 뛰어난 가창력은 곧 다른 곳에서 빛을 발하게 되었다. 그것이 바로 앞서 말한 영화 〈드림걸즈〉이다. '에피 화이트' 역에 캐스팅된 제니퍼는 비욘세 노울즈, 에디 머피, 제이미 폭스와 같은 대형 스타들과의 연기에서 전혀 주눅 들지 않는 모습을 보여 주었다. 그녀의 탁월한 연기와 노래는 관객과 평단의 호응을 모두 얻었다. 2006년과 2007년은 그야말로 제시카 허드슨의 해였다.

7세 때부터 교회 성가대와 합창단에서 노래를 부르기 시작한 제니퍼 허드슨은 얼굴이 알려지기 전까지는 그저 노래 부르기를 좋아하는 평범한 학생에 불과했다. 하지만 결코 평범하지 않는 음악적 재능과 끼를 가진 덕분에 오래 지나지 않아 많은 사람의 주목을 받게 된 것이다.

믿을 수 없었던 가족의 죽음

〈드림걸즈〉로 최고의 시간을 보낸 뒤 제니퍼는 2008년에 첫 앨범을 발표했다. 이 역시 그래미상 수상에 이르는 영광을 안겨 주었다. 그녀의 데뷔 앨범은 전 세계적으로 100만 장 이상의 판매량을 올렸다.

그러던 어느 날 데뷔 이후로 줄곧 성공 가도를 달려가던 그녀의 삶에 충격적인 사건이 일어났다. 2008년 10월 그녀의 어머니와 조카, 언니, 오빠가 총에 맞아 사망하는 끔찍한 사건이 발생한 것이다.

"사건이 있었던 직후 2주 정도는 제정신이 아니었어요. 남은 가족들과 친구들이 내 곁에 있어 주었죠. 조용한 방에 머물면서 어머니와의 아름다운 기억을 추억하고 그분과 어떻게든 교감하려고 노력했어요. 어머니를 정말 사랑했어요. 어머니는 정말 대단한 분이셨어요."

제니퍼 허드슨은 자신이 가장 사랑하고 따랐던 어머니와 다른 가족의 죽음을 한꺼번에 겪어야 했다. 너무나 갑작스럽고 불행한 헤어짐이 되었지만 제니퍼는 차츰 이별을 받아들이게 되었다. 충분히 슬퍼하고 나면 그 슬픔이 지나가게 된다. 그리고 그 자리에 작지만 새로운 삶에 대한 희망이 솟아나게 마련이다. 제니퍼는 자신이 겪은 고통스러운 경험을 가족들과 사랑하는 지인들과의 관계 속에서 대화와 관심을 통해 풀어낼 수 있었다. 그러면서 제니퍼는 2009년 2월 전 미국인의 잔치라 할 수 있는 슈퍼볼 경기에서 국가를 부르며 다시 자신의 자리로 돌아왔다.

끔찍한 경험이 가져온 변화

감당하기 어려운 충격적인 사건은 정신적, 육체적으로 씻을 수 없는 상처를 남기기도 하는데, 이를 '외상 후 스트레스 장애(PTSD, Post Traumatic Stress Disorder)'라 부른다. 제니퍼 허드슨이 겪은 가족이 살해되는 끔찍한 경험은 남겨진 이들이 감당하기 쉽지 않다. 사건의 충격은 크든 작든 남은 인생에 영향을 미치게 된다. 일상적인 생활을 하지 못할 정도로 충격과 공포에서 헤어나지 못해서 오랜 시간을 방황하는 이들도 있고, 누구나 흔히 겪는 정도의 두려움을 겪는 이도 있으며, 가족을 지키지 못한 것에 대한 죄책감과 자신만 살아남았다는 수치심을 느끼기도 한다. 또한 홀연히 떠나 버린 이들에 대해서 느끼는 슬픔, 이별을 애도하지 못한 것에 대한 고통스러움을 경험하게 된다. 또 충격적인 사건에서 쉽게 헤어나오지 못해 사건 자체를 생각하지 않으려 하거나, 아예 없었던 일처럼 행동하기도 한다.

일본 영화 〈러브 레터〉의 여주인공을 기억하는가? 그녀는 너무나 사랑했던 남자 친구를 마음속에서 떠나 보내지 못해 계속 편지를 보내고, 그 때문에 헛된 희망을 품게 된다. 결국 배려심 많은 현재의 남자 친구 덕분에 예전 남자 친구가 조난을 당했던 산에 용기 있게 찾아갈 수 있었고, 그곳에서 남자 친구가 목숨을 잃은 곳을 똑바로 응시하며 인사를 나눈다. 남자 친구의 죽음을 몇 년 만에야 받아들이게 된 것이다. 영화 속에서 그 행동은 여주인공이 현재의 삶으로 돌아올 수 있도록 해 주는 반환점이다.

가족을 잃고 실의에 차 있던 제니퍼에게 희망의 싹이 보이기 시작했다. 그녀의 아이가 태어난 것이다. 그리고 연이어 영화에 캐스팅되기도 했다. 새로운 일들은 그녀에게서 변화를 이끌어 냈다. 한 번도 날씬한 몸을 가꿔 본 적 없는 제니퍼 허드슨이

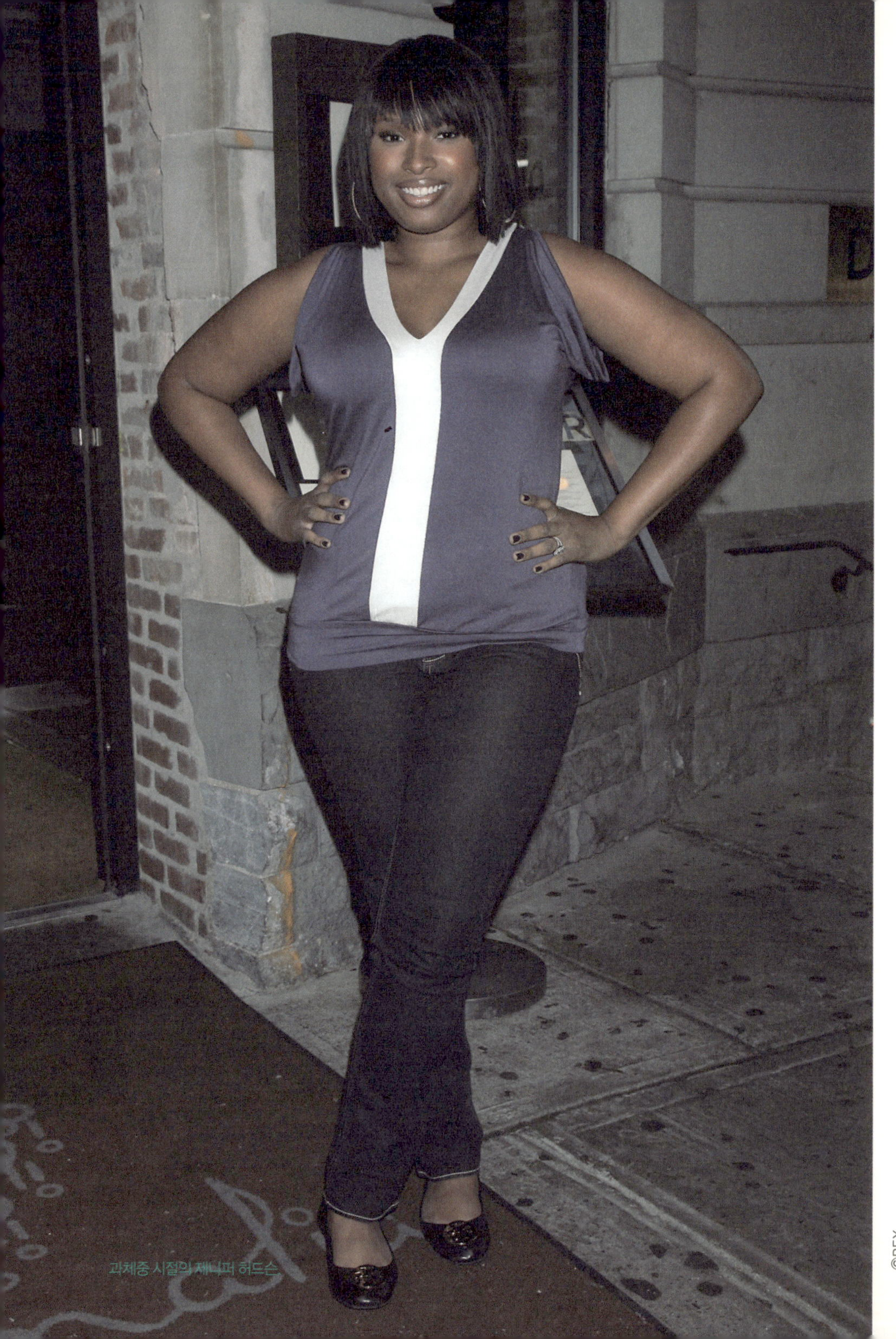

과체중 시절의 제니퍼 허드슨

셀러브리티의 생활 속 다이어트

- 사무실에 운동화를 갖다 놓고, 점심시간이나 쉬는 시간에 수시로 걷자.

- 될 수 있으면 엘리베이터나 에스컬레이터를 타지 말고 걷자.

- 집 주위에 걸을 수 있는 장소를 미리 파악해 두자. 공원이 아니더라도 가볍게 걷거나 뛸 만한 장소와 코스를 개발할 것.

- 버스나 지하철 등 대중교통을 이용한다면 한 정거장 정도를 미리 내려 걷자.

- 노래를 크게 따라 부른다. 잘하든 못하든 자신이 좋아하는 노래를 크게 부르다 보면 기분이 밝아진다.

운동과 식이요법으로 몸을 관리하기 시작한 것이다. 처음 〈아메리칸 아이돌〉로 데뷔하던 시절, 그녀는 과체중이라는 이유로 시청자와 심사 위원으로부터 다소 부정적인 평가를 듣기도 했다. 그리고 개인적 악재가 겹치면서 건강을 돌볼 수 없는 날들이 이어졌다.

2010년 〈인 스타일〉과의 인터뷰 사진을 보면 제니퍼 허드슨이 대략 27kg 이상 감량한 모습을 볼 수 있다. 치수는 16(XL)에서 6(S)으로 바뀌었다. 몇 개월 만에 이루어 낸 놀라운 변화였다. 그녀의 다이어트를 담당했던 셀러브리티 전문 트레이너 할리 패스터낵―〈트와일라잇〉의 로버트 패틴슨, 〈맘마미아〉의 아만다 사이프리드 등 대표적인 할리우드 스타들의 개인 트레이닝을 맡고 있다.―은 다음과 같이 다이어트의 성공 비법을 이야기한다.

"체육관 안에서 하는 몸만들기만 생각해서는 성공적인 다이어트를 할 수 없어요. 일상생활을 하면서 최대한 많이 움직여야 합니다. 건강을 유지하고 아름다운 몸매를 갖기 원한다면 될 수 있는 대로 하이힐 대신 운동화를 신고 다니세요. 저 역시 운동화를 신고 다니면서 많이 걸으려고 노력해요. 집 주위의 공원을 돌거나 엘리베이터를 타는 대신에 계단을 이용하는 것은 바쁜 현대인들에게는 매우 도움이 되는 다이어트 방법입니다."

할리 트레이너는 제니퍼 허드슨에게 일이 없을 때는 아이를 안고 집 주위를 많이 돌아다니라고 권유했다. 제니퍼는 그것이 그리 어렵지 않다는 것을 깨닫게 되면서부터 적극적으로 운동을 시작했다. 때로 마음의 아픔을 치유하기 위해서는 새롭게 몰입하고 자신의 자신감을 확인할 통로가 필요하다. 열심히 걷고 운동하다 보면 하루 동안 있었던 마음의 근심이나 걱정들이 대부분 사라지는 경험을 하기도 한다. 상처를 딛고 일어서는 과정은 보통 자신에게 상처가 있음을 받아들이고 수용하는 데서 시작한다. 자신의 아픔에 머무르고 그것을 충분히 경험하고 나면, 그다음에는 좀 더 가벼운 마음으로 서게 되고, 때에 따라서는 삶에 더 큰 의욕을 갖게 되기도 한다.

트레이너 할리의 5단계 운동법 (일주일에 5일 실천)	
	1단계(5분)_ 가벼운 제자리 뛰기, 스트레칭, 제자리에서 점프하기, 복싱 동작 중 팔 뻗기 등 간단한 운동으로 몸 풀기.
	2단계(5분)_ '할리바'를 사용하여 상체 운동하기. 한 손 운동, 양손으로 바벨 들기 등의 운동 시행, 굳이 할리바가 아니더라도 주변의 손에 잡히는 묵직한 물건을 사용할 수도 있다.
	3단계(5분)_하체 운동하기. 앉았다 일어나기, 발차기 등.
	4단계(5분)_ 복근 운동하기. 배에 힘이 들어가는 운동(윗몸 일으키기, 팔다리 올리기 등)을 하되 전신을 다 활용할 수 있는 운동하기.
	5단계(5분)_ 자신이 좋아하는 운동으로 마무리하기. 농구나 제자리 뜀뛰기 등 자신이 선호하는 운동으로 마무리한다.

 "한 아이의 엄마로서 제 아이가 보고 배울 수 있는 그런 롤 모델이 되고 싶어요."

"제니퍼 허드슨에게 다이어트란 무엇인가?"라는 한 기자의 질문에 제니퍼가 한 대답이다. 말보다는 행동으로 아이에게 삶의 좋은 역할 모델이 되고 싶다는 그녀의 이야기는 소박하지만 진실하게 들린다. 자신을 위해서 또 자신이 사랑하는 사람들을 위해서 더 건강한 삶을 살고자 노력하고 헌신하는 모습은 아름답다.

제니퍼 허드슨은 가족을 한꺼번에 잃은 아픔을 겪었다. 그러나 그녀는 아픔 속에 오랫동안 숨어 있지 않았다. 억울하게 죽은 가족 대신 세상에 복수할 계획을 세우지도 않았다. 오히려 이를 반환점으로 삶을 변화시켰다. 이런 것을 두고 바로 '아픔을 딛고 일어났다.'고 표현하는 것이다.

할리우드 최고의 트레이너, 할리의 5단계 운동법

제니퍼 허드슨이 했던 다이어트는 일명 '5단계 운동법(five-factor fitness)'이다. 5일간 실시하고, 5단계로 나누어진 코스를 각 5분간 총 25분 동안 실시한다. 코스는 기초 운동부터 시작해서 근력 운동, 다시 기초 운동으로 마무리된다. 핵심은 최대한 먹어도 몸에 부담 없는 음식인 채소와 과일, 식물성 단백질 등으로 배를 채우고, 평상시 늘 활동적으로 생활하는 것이다.

할리우드 최고의 트레이너로 불리는 할리는 자신의 고객들과 운동 계획을 세울 때 원하는 체중 목표를 묻지 않는다. 목표보다는 제시한 프로그램을 잘 지킬 수 있는 상태인지를 확인하는 데 중점을 둔다. 자신의 생활 습관 자체를 바꾸려는 마음의 준비가 되어 있는지를 먼저 살피는 것이다. 삶을 바꿀 준비가 되어 있을 때 운동을 시작하게 되면 굳이 거창한 목표를 세우지 않아도 충분한 만족감을 얻을 수 있다는 것이 그의 지론이다.

"먼저 자신에게 물어보시기 바랍니다. '내가 이런 생활 습관을 지금부터 평생 지속할 수 있을까?' 자신에게 물어보고 'No'라는 대답이 나온다면 시작하지 않는 게 좋습니다."

이런 할리의 말은 "10일 만에 10kg을 확실히 보장해 줍니다. 만일 살이 빠지지 않으면 전액 환급을 약속합니다." 하는 우리가 흔히 만나는 다이어트 홍보 문구와 차원이 다르다. 트레이너의 전문성에만 기대지 않도록 분명하게 이야기하고 오히려 차분하게 현실을 인식하도록 질문을 던진다.

할리는 제니퍼 허드슨과 상담을 하면서 그녀가 이미 준비된 상태라는 것을 알았다고 한다. 그녀가 자신의 운동법을 실천할 수 있는 마음의 준비와 동기가 충분했기에 성공을 예상한 것이다.

제니퍼는 할리 바(Harley Bar)―트레이너 할리가 고안한 운동 기구 이름. 덤벨과 바벨을 조립, 길이를 조절하여 운동에 활용할 수 있게 제작한 도구이다. 바쁜 스케줄과 잦은 이동을 해야 하는 셀러브리티의 생활 패턴을 고려하여 휴대가 간편하게 제작했다.―를 늘 갖고 다니며 어디에 있든지 틈만 나면 운동을 했다. 집을 떠나 있는 상황에서도 가능하면 운동을 할 수 있도록 모든 준비를 했다.

현재 웨이트 워처스(Weight Watchers-www.weightwatchers.com)―20개국 이상에서 운영되는 다이어트 모임. 온라인과 오프라인 만남을 통해 서로의 다이어트에 대해서 지지와 격려를 보낸다. 운동에 관한 노하우, 음식에 관한 정보, 일반인들의 성공담 등이 실시간으로 업데이트된다.―의 대변인이기도 한 그녀는 다음과 같이 자신의 성공담을 이야기한다.

"저는 다이어트를 한 것이 아니라, 저의 생활 습관 자체를 건강하게 바꾼 것입니다. 제가 현재 생활에 만족하는 이유는 제가 아주 바른 방법으로 운동과 식이요법을 실천했다는 확신이 있기 때문입니다. 그런 확신이 있기 때문에 운동과 식이요법을 통해 제 몸을 관리하는 데 특별히 불안함을 느끼거나 다시

되돌리고 싶은 마음은 전혀 들지 않아요. 저는 현재의 제 생활에 만
족합니다."

앞으로 앞으로!

힘들고 불안하게 단기간에 살을 빼는 것이 아
니라 제니퍼처럼 시간이 좀 걸리더라도 차근차근 실천해 나가며 근본적인 변화를
가져다주는 방법은 남과 비교하지 않고 자신의 길을 걸어간다는 자신감을 느끼게
해 준다. 이런 판단이 결코 쉬운 일은 아니다. 다들 할 수만 있다면 더 빠르게 더 쉽
게 살아가려고 하기 때문이다. 이런 분위기에서 무리하지 않고 한발 한발 자신의 경
력과 삶을 만들어 가는 모습은 보는 이들에게 신뢰와 믿음, 나아가 인간적인 호감을
느끼게 해 준다.

제니퍼는 자신의 일상에 새로운 생활을 '심었다(put in)'고 말한다. 삶의 변화를
추구했기 때문에 어느 때보다 편안하고 안정감이 든다고 한다. 한편으론 자신의 운
동과 식이요법에 관한 체험들을 글로 정리하고 있다. 많이 이들과 자신이 체험했던
건강한 경험을 나누고자 하는 의도에서다.

제니퍼는 자신의 현재 몸매에 만족하며 더는 체중을 감량하고 싶지는 않다고 한다.
그리고 먹고 싶은 음식을 다 먹으면서 관리할 수 있는 지금의 방법이 좋다고 한다.
삶을 살다 보면 어려운 일들과 마주할 때가 있다. 그럴 때 어떤 태도를 보이느냐가
그 사람의 삶을 바꾼다. 어려움을 피해서 도망가고 모른 척하면 당장은 괜찮아 보이
지만 두고두고 부정적인 영향 가운데 살게 된다. 하지만 어려움에 정면으로 맞서 아
픈 만큼 아파하고 슬픈 만큼 애도하고 나면 그 시간 동안은 고통스럽지만 서서히 아

픔이 지나가게 된다. 그 과정에서 어느새 상처는 치료된다.

제니퍼 허드슨은 천부적인 재능 덕분에 스타가 되었지만, 인기의 한가운데서 뜻하지 않은 비극을 경험했다. 그럼에도 성공에 취해서 비틀거리거나 비탄에 빠져 있지는 않았다. 모든 일을 긍정적으로 돌파했다.

진정으로 긍정적인 태도란 지금은 아프더라도 이 모든 일이 시간이 지나가면 나아질 것을 믿는 태도이다. 그래서 아파하는 것을 두려워하거나 그것 때문에 죽을 것이라는 생각은 하지 않는다. 긍정적인 태도를 보인 사람은 자신에게 일어나는 일과 그에 따르는 감정을 거부하지 않고 그대로 느끼고 표현하는 사람들이다. 제니퍼가 이런 긍정적인 태도를 평생 버리지 않았으면 한다. 계속해서 건강하고 아름다운 몸을 가꾸어 나갔으면 한다. 그녀의 바람대로 아이에게 좋은 롤 모델도 되고 말이다.

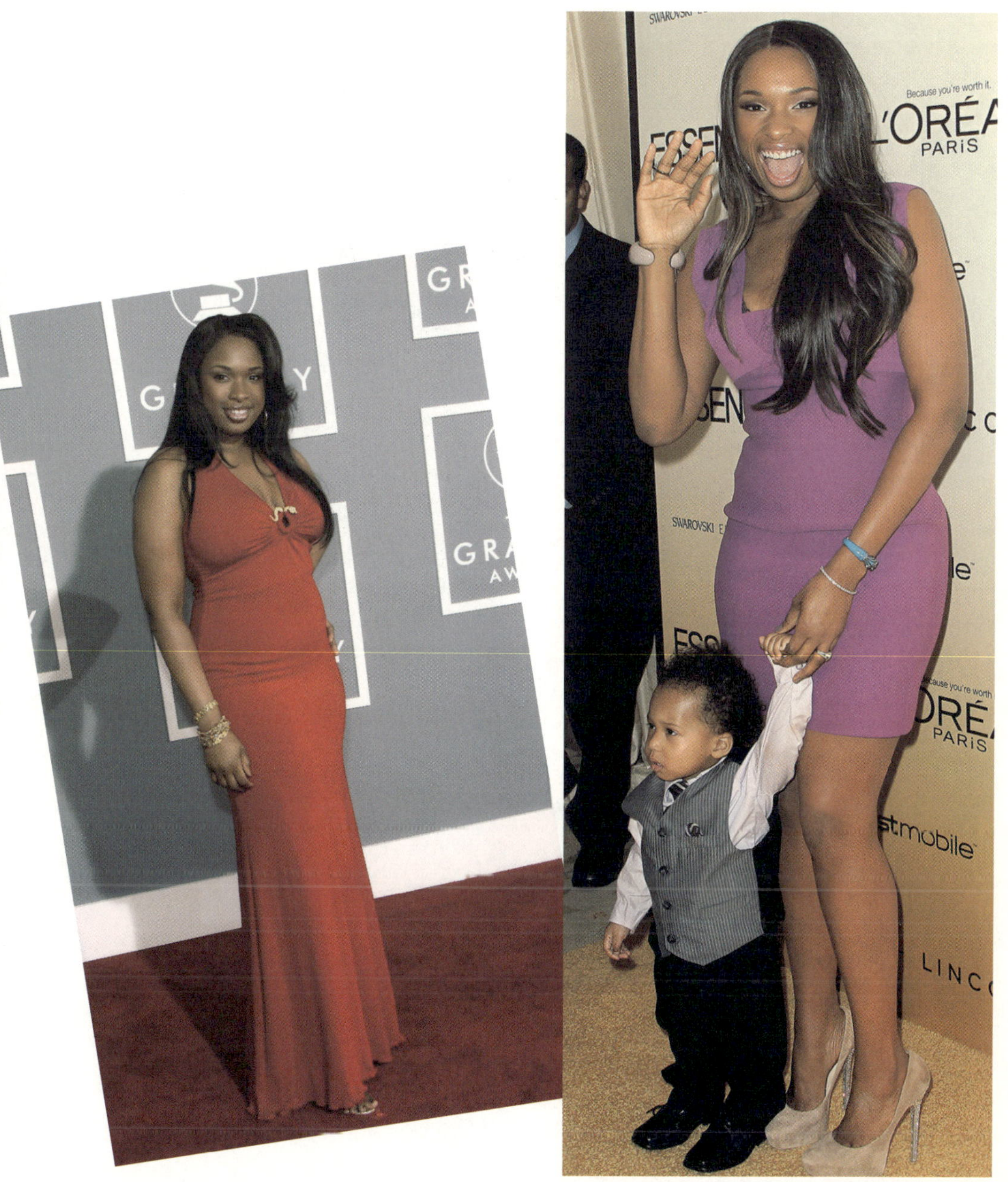
SWAROVSKI
ESSEN
Because you're worth it.
L'ORÉAL
PARiS
mobile
ESSE
SWAROVSKI E
stmobile
because you're worth
L'ORÉAL
PARiS
LINCO

©REX

Lindsay Lohan

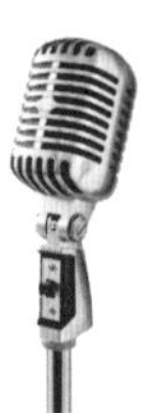

잇 걸, 책임감에서 벗어나라!

할리우드의 국민 여동생

인터넷을 보다 보면 늘 셀러브리티 뉴스 페이지를 장식하는 할리우드의 잇 걸이 있다. 그녀가 입는 옷은 세계적인 유행이 되고 그녀가 드는 가방은 잇 백이 된다. 바로 배우이자 가수인 린제이 로한. 하지만 아쉽게도 그녀는 가진 재능보다 온갖 사건과 사고로 더욱 언론의 주목을 받았다. 두 번이나 걸린 음주 운전 탓에 형사 처벌을 받았고, 약물 복용에 따른 재활 치료로 대중과 언론들로부터 할리우드의 악동으로 취급받기도 하였다. 체중 또한 고무줄처럼 왔다 갔다 해서 늘 파파라치들의 좋은 먹잇감이 되곤 한다.

린제이 로한은 아주 어렸을 때 아역 모델로 연예계에 데뷔해 이른바 '국민 여동생'의 지위를 누렸다. 가수이자 댄서였던 어머니의 영향으로 세 살 때 포드 자동차의 아역 모델로 활동을 시작했다. 그 후로도 피자 헛, 캘빈 클라인 키즈 등 유명 브랜드의 아동 모델을 도맡아 했다. 그러다가 TV시리즈를 통해 정식 연기자로 데뷔하게 되는데 이때가 11세였다. 13세 때는 〈더 페어런츠 트랩〉이란 프로그램에서 쌍둥이 역할로 캐스팅되어 서로 다른 쌍둥이의 성격 묘사를 원활하게 해내며 연기력을 인정받았다. 이때부터 린제이는 영화계의 끊임없는 러브 콜을 받았다.

그러나 어린 스타들에게 흔히 따라오는 불행이 그녀에게도 일어나고 말았다. 가정불화가 생겨난 것이다.

아역 스타들은 대중에게 얼굴을 알리고 사랑받게 되면서 본인이 감당할 수 있는 것 이상의 인기와 돈을 얻게 된다. 문제는 그들이 그러한 인기와 돈을 감당하기에 너무 어리다는 점이다. 게다가 자녀의 예상치 못한 성공에 대해 부모가 성숙하게 대처할 수 없을 때 문제는 더욱 심각해진다. 아역 스타들은 부모가 나서서 상황을 통제하고 아이답게 성장할 수 있는 환경을 제공해 주어야만 성인 연기자가 될 때까지 어려움 없이 성장하게 된다. 만약 그런 환경이 되지 못하면 정서적으로 큰 충격과 어려움을 겪게 된다. 아역 스타들 성공의 크기가 클수록 부모의 역할은 더욱 중요해진다.

예전에 할리우드를 대표했던 〈나 홀로 집에〉의 귀여운 꼬마 맥컬리 컬킨을 기억하는가? 아직도 크리스마스면 종종 이 영화를 볼 수 있다. 맥컬리 컬킨은 이 영화로 단번에 스타가 되었다. 문제는 그 다음부터였다. 부모가 그가 벌었던 재산을 가지고 다투기 시작한 것이다. 그는 정서적인 안정을 전혀 누리지 못한 채 어른들의 손에서 이리 갔다 저리 갔다 하는 신세가 되었다. 결국 제대로 된 보호를 받지 못했던 그는 불안정을 이기지 못하고 약물과 음주, 흡연 등에 빠져 만신창이가 되고 말았다. 몇 번의 재활 치료를 반복하기는 했지만 연기자로서의 그의 인생은 완전히 망가졌을 뿐만 아니라 한 인간으로서도 삶의 방향을 잃었다. 어린 시절에 맞이하게 된 인기와 많은 돈이 그의 삶 자체를 송두리째 빼앗아 간 것이다. 린제이 로한 역시 그와 비슷한 과정을 밟아 나갔다.

"제 딸이 그렇게 깡말라 버린 이유는……"

린제이가 한창 활동할 당시 그녀의 부모는 별거와 재결합을 반복했다. 물론 함께 사는 동안에도 결코 평탄치 못했다. 집안 공기는 항상 무거웠고 불안정했다.

2005년, 린제이의 부모는 이혼을 준비하기 시작한다. 가족을 사랑했던 린제이는 이 고통을 감당하기 어려웠다. 몸과 마음이 극도로 약해졌고 술에 의지하기 시작했다. 촬영하고 있던 영화에서 도중에 하차하기도 하고, 주연으로 출연한 영화에서는 건강상의 이유로 영화 자체가 무기한 연장되기도 했다. 알코올 중독을 치료하기 위한 알코올 자조 모임(Alcoholics Anonymous)에 참여하기도 했고, 재활원에서 재활 치료를 받기도 했다.

자신을 "A Familiy Girl"이라고 표현할 정도로 가족을 사랑했던 린제이였고, 어떻게든 가족이 헤어지는 것을 막아 보려 애썼지만 노력에도 불구하고 그녀의 부모는 결국 이혼에 합의했다.

린제이의 아버지 마이클은 딸의 건강에 대해 이렇게 말했다.

"린제이는 나와 아내 사이에서 쓰레기 같은 일들을 모두 겪었어요. 그게 제 딸이 그렇게 깡말라 버린 이유랍니다."

불안정한 가정과 환경은 정신 건강과 식생활 습관에도 커다란 영향을 미쳤다. 음주와 약물 중독 증세로 말미암아 그녀는 롤러코스터처럼 과체중과 저체중 사이를 오고 가게 되었다. 무너진 삶의 질서 탓에 과체중에 처했다가도 이내 극단적인 다이어트를 통해서 마른 몸매를 되찾았다. 마음에 안정감이 있어야 몸도 안정되고 체중도 유지되며 식생활 습관 등이 몸에 익게 되는데, 안타깝게도 그녀는 이 모든 부분에서 안정을 누리지 못하게 되었다.

린제이의 팬들은 잡지 〈베니티 페어〉의 보도를 통해 그녀가 식용 이상 항진증(Bulimia)—국내에는 폭식증, 신경성 식욕부진, 신경성 폭식증 등으로 불리는 증상이다. 심리적인 문제들에 기인한 섭식 장애이다.—증세를 보이고 있다는 걸 알게 됐다. 이 병에 걸리면 심리적인 불안정감이나 우울감을 없애기 위해 갑자기 과식한 뒤 곧 그 죄책감을 심하게 느끼며 과도한 운동을 하거나 가학적인 활동을 자신에게 벌로 내리는 행위를 반복하게 된다. 또 다른 증세로는 짧은 시간에 과도하게 먹은 음식물을 인위적으로 토해 내는 행위를 하기도 한다. 린제이는 정서적 식욕자(Emotional Eaters)의 극단적인 전형을 보여 주었다.

너무 일찍 커 버린 아이

린제이는 2007년 한 인터뷰에서 이렇게 말했다.

"저는 우리 가족의 두 번째 부모라는 느낌으로 살았어요. 뭐랄까, 나 스스로 가족을 키운다는 느낌 말이죠. 어머니와 아버지 사이에 제가 있을 수밖에 없었어요."

부부 사이가 좋지 않았을 때 흔히 자녀가 어른들의 게임에 이용된다. 부모는 아이가 둘 중 어느 한 편을 들어주길 기대하고, 아이들은 이를 아주 민감하게 알아차린다. 대놓고 말하지 않았더라도 부모 역시 가족 내에서 배우자 외에 자기편을 필요로 하기 때문에 힘없는 아이들을 이용하게 되는 것이다. 특히 첫째 아이일수록 이러한 역할을 도맡아 하게 된다.

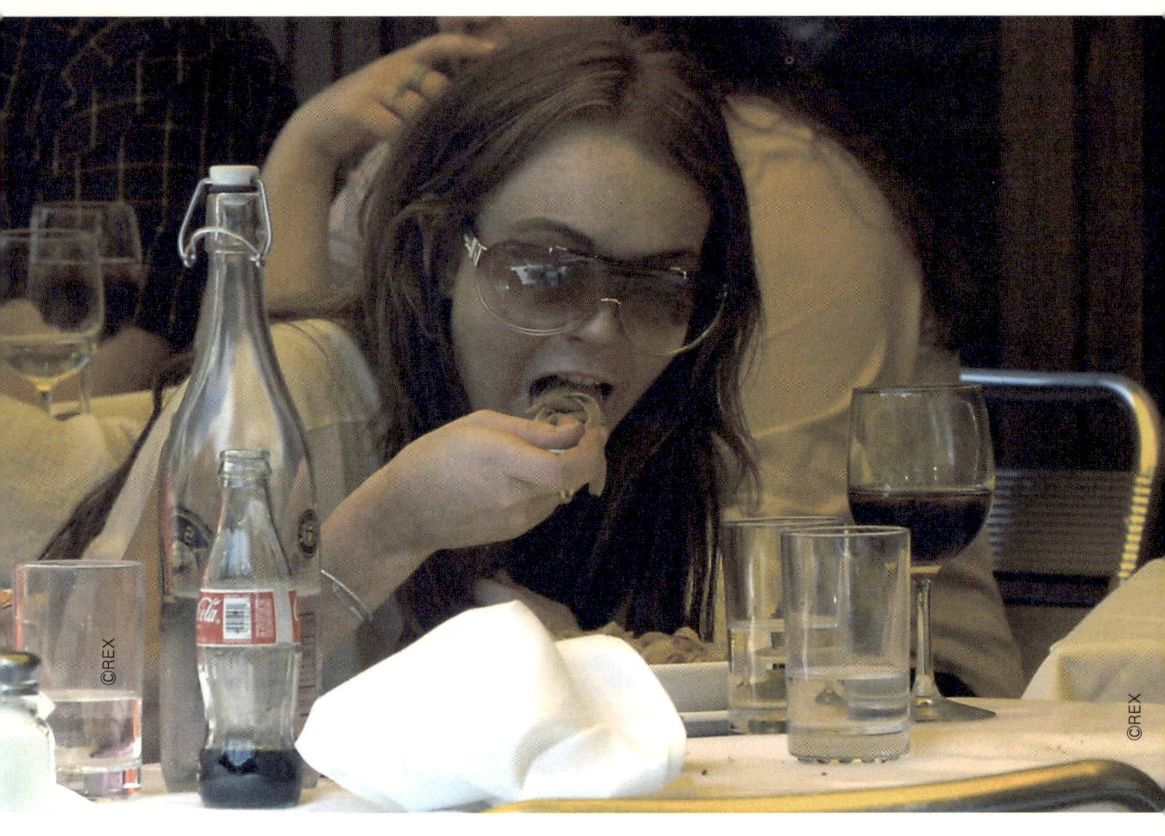

린제이는 불안한 가정 환경 탓에 식욕 이상 항진증 증세를 보였다.

심리학자 중에 출생 순위(Birth Order)에 따른 심리적 특성을 연구한 학자로 알프레드 아들러(Alfred Adler)가 있다. 그의 이론에 의하면 맏아이는 부부의 첫 아이로서 관심과 사랑, 기대를 독차지하는 존재에 해당한다. 동생이 생기기 전까지 사랑을 독차지하는 존재로서 부모로부터 오랜 시간 가장 큰 영향을 받는다. 따라서 부모의 가치관이나 기대 등을 온전히 받아들이는 경향이 있고 이 때문에 매사에 순종적이고 의젓하며 뭐든지 열심히 하려는 성향을 보인다고 한다. 즉 다른 형제들에 비해 부모의 관심사와 일상생활에 대해서 깊은 관심을 보인다. 한편으로 보면 과도한 책임감을 가질 확률이 매우 커진다는 것을 알 수 있다. 관심과 사랑을 많이 받은 만큼 같은 무게의 관심과 사랑을 부모에게 보이고 보답하고 싶어 하는 심리를 가진다.

4남매 중 맏이였던 린제이 로한 역시 부모 사이에서 이러한 역할을 맡게 됐다.

> "저 자신을 부모님 사이에 밀어 넣고 가정의 평화를 지키기 위한 모든 노력을 해 왔어요. 제가 봤을 땐 저 스스로 그 역할을 잘해 왔다고 생각합니다."

린제이 로한은 부모 간의 관계가 좋지 못하였을 때 맏이가 보일 수 있는 아주 전형적인 반응을 취하고 있다. 부모 간의 불화를 화해시키는 역할을 하는 것이다. 이것은 생존을 위한 본능적인 노력이나.

가정이 안정되지 못하면 아이는 나이에 맞지 않게 어른스러운 말과 행동을 하게 된다. 이른바 '철이 일찍 드는' 것이다. 부모가 자신을 돌봐 주고 살펴볼 능력이 없다는 것을 본능적으로 깨닫기 때문이다. 그래서 부모 사이를 중재하는 역할을 한다든지, 나이에 맞지 않는 조숙함을 갖추게 된다.

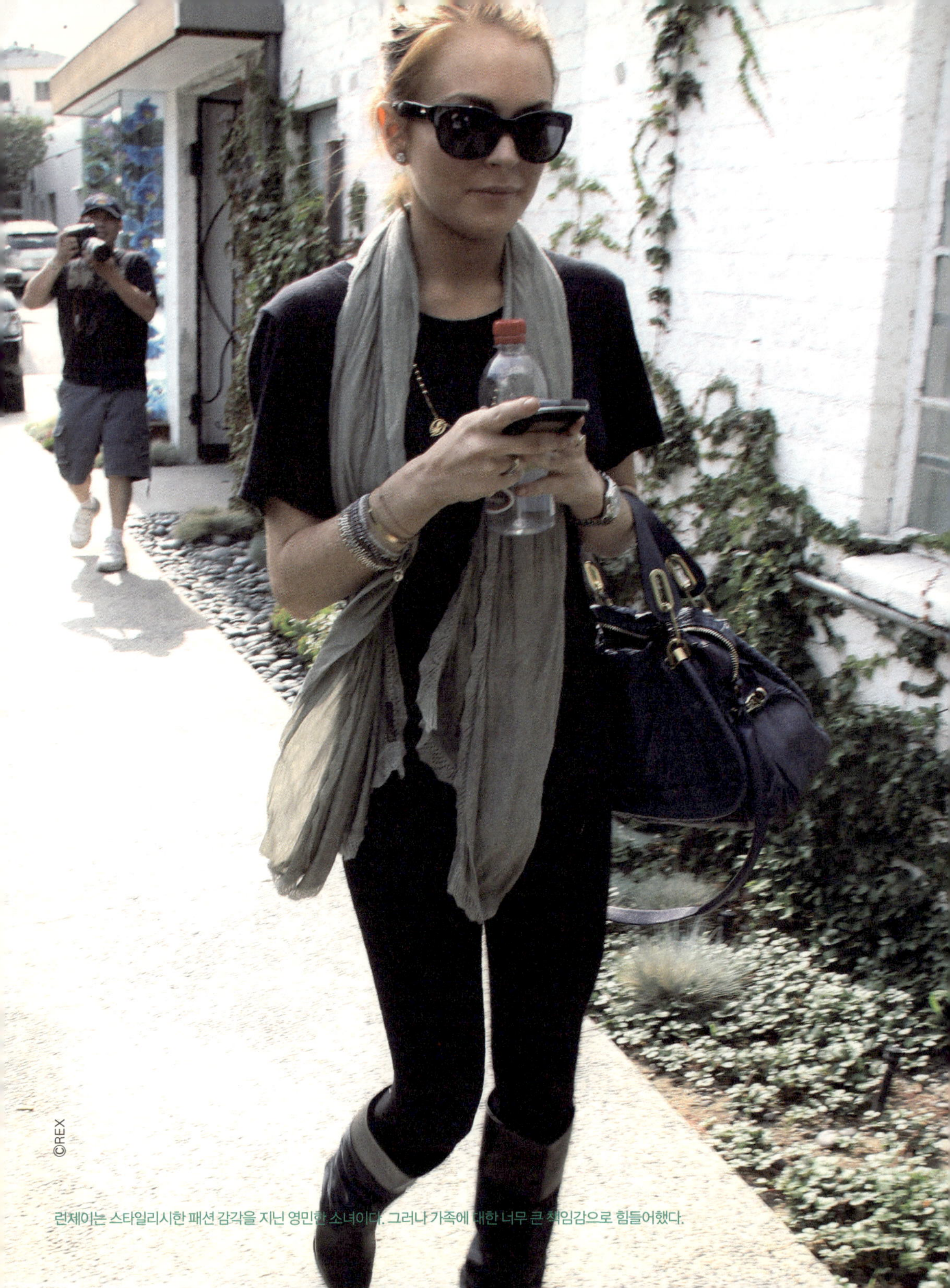

린제이는 스타일리시한 패션 감각을 지닌 영민한 소녀이다. 그러나 가족에 대한 너무 큰 책임감으로 힘들어했다.

　사실 아무런 문제가 없는 가정은 무척 드물다. 어느 가정이든 인생의 한 시점에서는 어려움을 겪게 된다. 중요한 것은 그 어려움에 대응하는 태도와 방법이다.

이제 내려놓자, 용서하자

　부부간에 문제가 생겼을 때 가장 바람직한 해결책은 부부가 알아서 문제를 해결하는 것이다. 아이들은 부모의 상황이나 상태에 따라 인격적으로 매우 큰 영향을 받기 때문이다. 하지만 부부의 문제는 곧잘 아이를 볼모로 하는 문제로 번지게 된다. 많은 부부가 이런 잘못을 저지르고 있다. 아이들은 기본적으로 부모 간의 문제를 해결할 힘도 없고 그럴 책임도 없다. 하지만 많은 아이가 원치 않은 책임을 떠안게 된다. 감당할 수도 없고 감당해서도 안 되는 책임감을 느끼는 것이다.

　매일같이 겪어야 하는 부모의 싸움과 불화 그리고 그것을 진정시키고 화해시키려고 애쓰는 맏아이의 모습. 이런 가정에는 따뜻하고 안정된 느낌이 존재하지 않는다. 그저 아이는 더는 상황이 악화하지 않도록 애쓰고 노력하다가 지쳐 쓰러져 버리게 된다.

　린제이 로한은 이런 책임감을 계속 느끼며 살았다. 일찍부터 스타로 성공하면서 그녀의 부모는 그녀에게 더욱 기대를 보냈을 것이다. 부모가 살아 있음에도 소녀 가장 같은 마음가짐으로 살아간 것이다. 그렇다 보니 사회에 나와서는 조숙하고 똑똑하게 자기 일을 하고 애착을 두고 살아가는 모습을 보이지만 마음속을 한 꺼풀만 들추어 보면 감당할 수 없는 마음의 무게와 상처가 있는 것이다.

　적당한 책임감은 사회성을 길러 주고 자아를 성숙시키지만 과도한 책임감은 오히려 독이 된다. 삶을 무겁게 하고 안정감을 무너뜨리며 질서를 깨뜨린다. 이럴 때는 보통 두 가지 반응이 나타난다. 책임을 감당하기 위해 뼈가 으스러지도록 노력하고 순종하거나, 될 대로 되란 듯이 극단적인 행동을 보이고 자기 파괴적인 사람이 된다. 린제이 로한은 처음에는 전자와 같은 노력을 했지만 결국 과도한 무게를 이기지 못하고 술과 약물, 마약에 삶을 던져 버렸다.

린제이는 무너진 삶의 질서 때문에 과체중에 처했다가도 이내 극단적인 다이어트를 통해서 마른 몸매를 되찾기도 했다.

체중을 감량하기 위해서 그녀가 선택했던 가장 대표적인 다이어트는 바로 액체 다이어트(Liquid Diet)였다. 씹어서 넘기는 음식을 먹지 않고 액체인 음료만을 섭취해서 다이어트를 하는 방법으로 전문가들이 가장 우려하는 방법 중 하나이다. 특별하게 단기간 동안 살을 뺄 경우가 아니면 대부분 권장하지 않는데, 그 이유는 지속적으로 체중을 감량할 수 없기 때문이다.

린제이 로한이 균형 잡힌 몸을 관리하고 유지하기 위해서는 그녀 스스로 부모에 대해서 과도한 책임감에서 벗어나야만 한다. 그녀가 아무리 생각이 깊고, 이른바 '효도'를 한다고 해도 부모의 관계를 본인이 책임질 수는 없다. 부모의 일은 그들만이 해결할 수 있다. 린제이 스스로 그 사실을 받아들이지 않는 이상 그녀의 방황이 쉽사리 끝나지는 않을 것이다.

예전에 드라마 치료에서 한 참여자가 했던 말이 떠오른다.

"저는 제 인생만 책임지겠습니다. 부모님의 관계와 일은 두 분이 알아서 해결하시기 바랍니다. 두 분의 일

✛ 김명찬의 심리 토크

과도한 책임감에서 벗어나기

과도한 책임감에서 벗어나려면 뇌에 분명한 책임의 선을 그어 줘야 한다.

비만이나 거식증으로 시달리는 상당수의 사람은 자신이 사랑하는 사람의 인생을 책임지려는 경향을 보인다. 이런 과도한 책임감에서 벗어나려면 "내 일과 내 감정만 책임지겠어!"라는 치료적 혼잣말(Self-Talk)을 되뇌이자.

은 두 분이 해결할 수 있습니다. 저는 그것을 믿습니다."

부모의 문제에 얽혀서 자기 문제마저도 제대로 해결할 수 없는 상황에 부닥쳤던 참여자였다. 실제로 이러한 치료 과정 후의 삶은 부모로부터 한 발 독립하면서 가벼워지고 안정을 찾아가기 시작한다. 책임질 수 없는 것을 책임지지 않을 때 주어지는 자유를 느끼는 것이다. 그러면서 자기 삶에 집중할 힘을 회복하게 된다.

린제이 로한의 Extreme Diet

캔터롭 다이어트란?_ 극단적인 다이어트를 실행하기로 유명한 린제이 로한의 방법 중에서 아주 짧은 기간 동안 실시할 수 있는 다이어트의 예를 든다면 캔터롭 다이어트(Cantaloupe Diet: 멜론과의 수분이 많이 함유된 과일)를 꼽을 수 있다.

캔터롭 다이어트 방법_ 하루 세 끼 캔터롭을 먹는다. 식사와 식사 사이에는 물을 마시거나, 캔터롭으로 만든 주스를 마신다.

캔터롭 다이어트 주의점_ 짧은 기간(4~5일) 동안 많은 체중을 감량하기 원하는 사람들이라면 한 번쯤 시도해 볼 수 있다. 하지만 이런 극단적인 방법에는 대부분 요요 현상이 생긴다. 건강에도 좋지 않으므로 될 수 있으면 삼간다.

린제이 로한은 어려서부터 부모의 기대에 부응하고 좋은 가정을 만들고자 부모 사이를 조정하는 책임을 떠맡았다. 책임질 수도 없는 무거운 짐을 어려서부터 지고 사느라 린제이의 삶은 많은 부분에서 무너졌고, 이것은 그녀의 몸에도 치명적인 영향을 주었다.

최근 언론의 보도로는 약물과 알코올에 중독된 몇 년 동안에 그녀의 피부와 인상은 40대를 방불케 한다고 한다. 이제 과도한 책임감은 내려놓자. 부모를 원망하는 마음도 내려놓고 모두를 용서하자. 그래야만 몸이 회복되고 자신을 통제할 힘을 얻게 된다. 그녀 스스로 오직 나의 삶만 책임지겠다는 가벼운 마음을 갖게 되면 좋겠다. 그렇다면 이제 그녀의 가십보다 연기와 노래를 좀 더 자주 볼 수 있을 것이다. 자유로운 모습의 그녀를 하루빨리 만나게 되기를 기대한다.

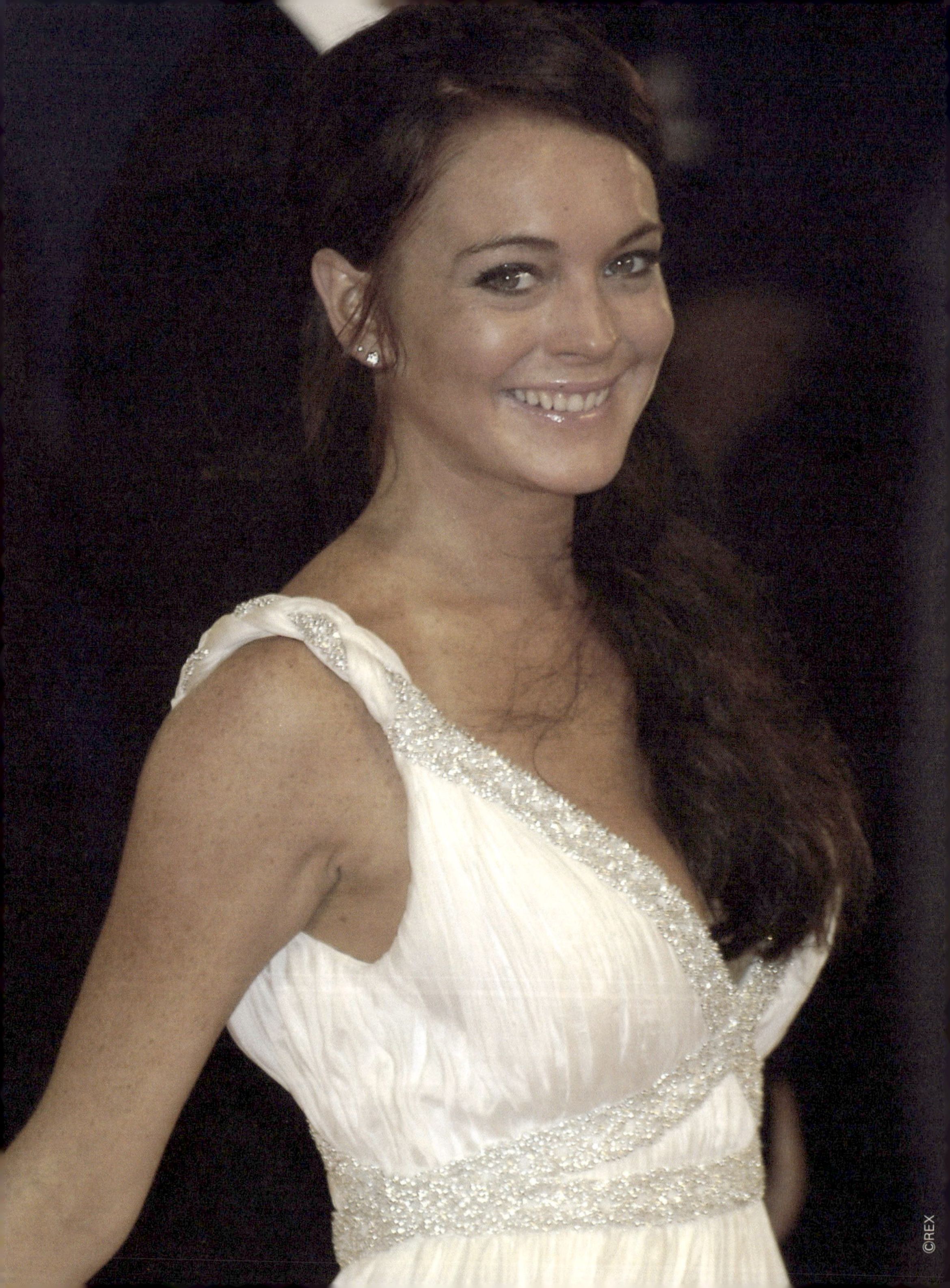

©REX

　　　　　　　　　　"저는 제 인생만 책임지겠습니다. 당신의 삶은 전적으로 당신이 책임지기 바랍니다."

실제로 목소리를 높여서 위의 문장을 읽어 보도록 하자. 거울을 보고 연습한 후에는 그 이야기를 꼭 들을 필요가 있는 사람, 당신이 책임지려고 하는 사람들에게 이야기해 보자. 말한 뒤의 마음이 어떠한가? 뭔가 묵직한 것이 빠져나가는 느낌인가? 아니면 잘못을 저지른 것 같은 죄책감이 진하게 올라오는가? 후자라면 당신은 여전히 착각 속에 있다.

당신은 오직 자신의 삶만을 책임질 수 있다. 배우자나 부모, 형제자매들의 삶은 당신이 책임질 수 있는 것이 아니다. 책임지려는 순간부터 상대방은 의존적으로 살아가게 된다. 상대방을 위해서라도 당장 과도한 책임감의 짐을 내려놓도록 하자!

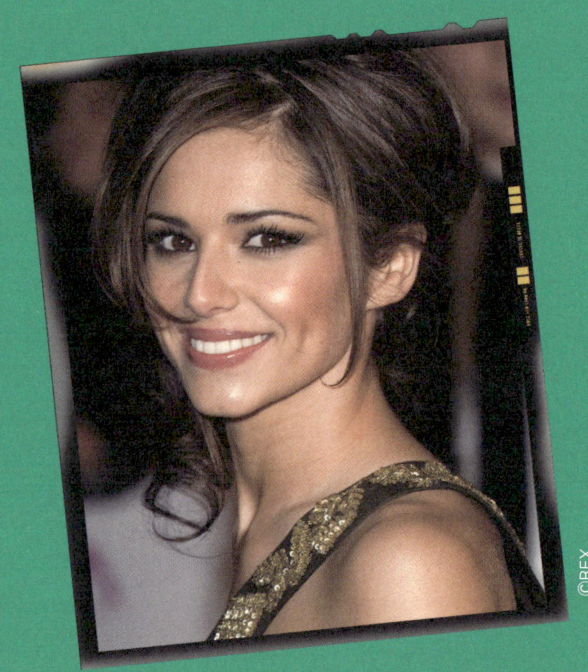

©REX

셰릴 콜

Cheryl Cole

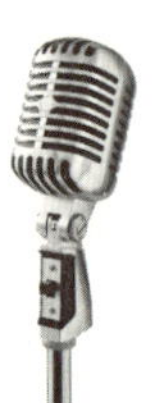

'그 남자의 아내'에서
벗어나기까지

웨이트리스에서 팝스타로

셰릴 콜은 영국의 MTV 리얼리티 프로그램으로 데뷔한 가수이다. 그룹 '걸스 어라운즈(Girls Alouds)'의 멤버로 활동하며 이름을 알리게 되었다. 여기까지 설명했을 때 그녀를 아는 사람이 많지는 않다. 하지만 영국의 축구 국가대표이자 첼시의 유명 선수 애슐리 콜의 아내라고 하면 다들 "아~!" 하고 그녀의 얼굴을 떠올릴 것이다.

셰릴의 집은 그다지 넉넉하지 않았다. 가난에 익숙하게 자랐지만 춤과 노래 그리고 출중한 외모 덕분에 어린 시절부터 여러 사람의 주목을 받았다. 또 예능감도 뛰어나 지역에서 열리는 예쁜 어린이 선발 대회에서 1위를 차지하기도 하고, 친오빠와 함께 지역 백화점의 모델로 활동하기도 했다. 이렇게 일찍부터 두각을 보였지만 생활이 마냥 행복하지는 않았다. 셰릴이 열한 살 되던 해에 부모가 이혼하게 된 것이다.

부모의 이혼을 겪으며 셰릴은 다소 불안정한 10대 생활을 했다. 학교에 적응하지 못하고 중퇴를 했다. 그리고 일찍부터 사회에 나가 웨이트리스 일을 했다. 그러던 중

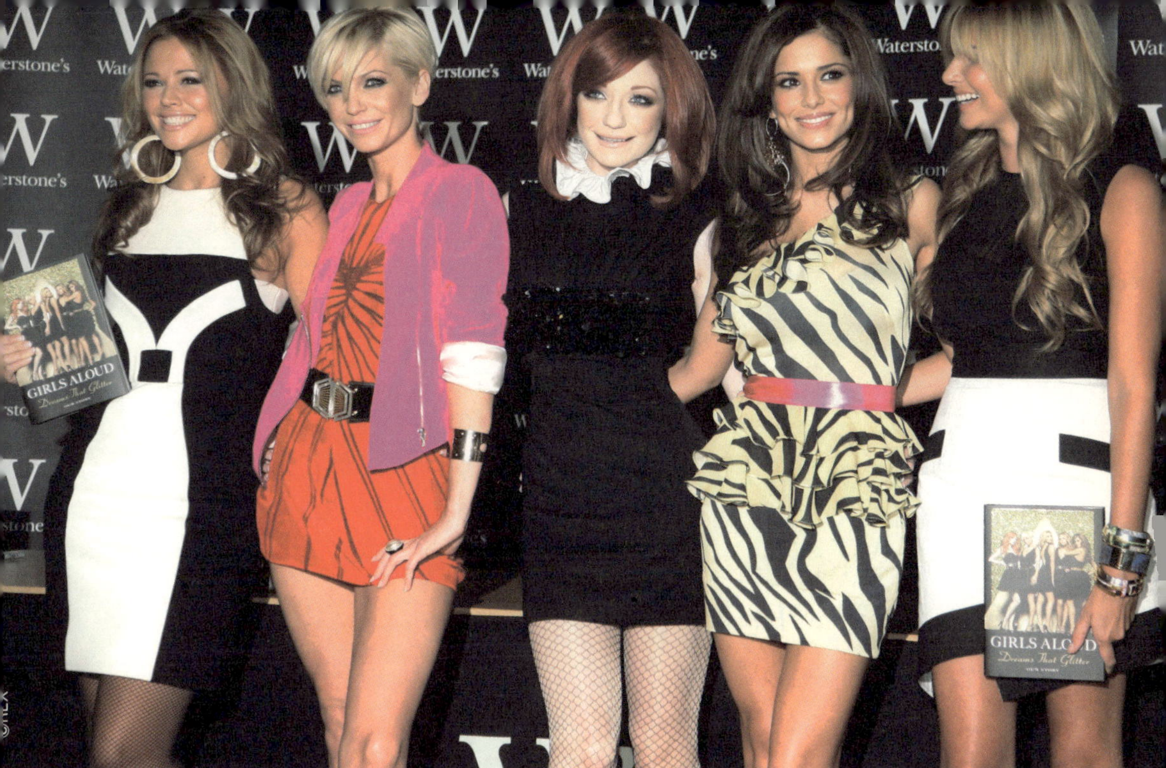

영국의 인기 걸 그룹 '걸스 어라운즈'. 오른쪽에서 두 번째가 셰릴 콜.

그녀에게 대중 앞에 설 기회가 찾아오게 됐다. 바로 리얼리티 프로그램 〈팝 스타즈: 더 라이벌스〉를 통한 데뷔였다. 이 프로그램에서 그녀의 팀인 걸스 어라운즈가 승리하게 된 것이다.

셰릴과 그녀의 팀은 곧 유명해졌고, 이 기회를 잡아 계속 걸 그룹으로 활동하게 됐다. 셰릴의 팀은 영국 음악 순위에서 두 차례 이상 1위를 차지하기도 하고, 노래 한 곡으로 20주 이상 1위를 차지하는 기염을 토하기도 했다. 이들의 눈부신 성공은 기네스북의 리얼리티 프로그램 부분에서 '가장 성공적인 그룹' 1위에 오르기도 했다.

셰릴은 팀 활동에서 그치지 않았다. 그녀가 커버 걸로 나온 2009년 2월의 영국판 〈보그〉는 영국에서 발행된 역대 2월 판매량 중에서 가장 높은 자리를 차지했다.

10대에 잠시 방황하는 시간을 보내기도 했지만 20세 이후 그녀의 삶은 팝 스타로서 충분히 성공적이었다.

애슐리 콜을 만나고

가수로서 화려한 경력을 쌓아 가던 셰릴은 잉글리시 프리미어 리그의 대표적인 팀 첼시의 축구 스타 애슐리 콜과 만나게 되었다. 이들의 연애는 큰 이슈가 되었다. 언론의 조명과 대중의 관심을 한몸에 받는 열애 끝에 2006년 결혼에 이르렀다.

콜 부부는 제2의 베컴 부부로 불릴 만큼 가수-스포츠 스타 커플로서 유명세를 떨쳤다. 행복한 생활이 4년 동안 이어졌다.

팝 스타로서의 성공과 더불어 개인적 삶과 연애에서도 셰릴 콜의 삶은 화려했다. 그러나 그녀의 삶에도 예기치 못한 어려움이 끼어들었고 그로 말미암아 몸과 마음의 깊은 상처를 경험하게 되었다. 남편 애슐리 콜이 외도를 저지른 것이다. 믿고 의지했던 남편이 자신을 배신했다는 걸 안 순간부터 그녀의 삶은 송두리째 흔들리기 시작했다.

원래 셰릴은 '슈퍼 슬림 송스트레스[Super-Slim Songstress(Songstress는 팝을 연주하는 여성 가수를 일컫는 표현)]'라고 불렸다. 다른 셀러브리티에 비해서 두드러질 정도로 날씬하다는 표현이다. 늘 균형 잡히고 날씬한 몸매를 자랑하던 셰릴은 남편의 외도가 언론을 통해 알려지기 시작하면서 거식증에 시달리게 되었다. 거식증은 폭식증과 함께 심리적인 이유로 발생하는 식이장애의 한 종류이다. 거식증에 걸리면 거의 모든 음식을 거부하게 된다. 몸에 필요한 최소한의 영양 공급에까지 차질을 줌으로써 면역 체계(immune system)를 약화시켜 질병에 걸릴 가능성이 높아진다.

셰릴은 페퍼민트 차만 마시는 거식 증세를 보이며 3주 만에 20kg 이상이 빠졌다. 정상적으로 음식을 못 먹으니 건강은 점점 나빠졌다. 심지어 말라리아에 걸려 오랜 시간 병원 신세를 지기도 했다. 제대로 된 영양을 섭취하지 못하면서도 과도한 일정을 소화하느라 면역 체계가 완전히 무너져 버린 것이다. 특히 그녀는 늘 오랜 시간 춤 연습을 해야 했기 때문에 몸에 더욱 큰 부담이 되었다. 그녀가 먹었던 콜라나 사탕 등의 음식은 대부분 당분으로만 구성되어 있어서 순간적으로 기분을 전환하고 에너지를 내는 데는 효과가 있지만, 다양한 영양분을 골고루 섭취할 수는 없다.

이혼으로 6개월 이상 충격에서 헤어나지 못한 그녀는 몸과 마음이 약해질 대로 약해져 버렸다. 제대로 된 음식을 먹지 못했을 뿐만 아니라 피우지 않던 담배도 입에 댔다. 정신적 충격이 그녀의 몸까지 망가뜨렸던 것이다.

다행히 셰릴은 의사의 권고를 받아 생선 등 단백질을 먹기 시작했다. 단백질과 더불어 적절한 탄수화물 음식과 채소도 먹으면서 약해진 몸을 서서히 회복하고 있다.

자신에게 내리는 벌

사람이 살아가면서 겪는 스트레스는 매우 다양하다. 흔히 스트레스를 나쁜 것으로 생각하기 쉬운데, 긍정적인 스트레스도 있다. 승진이나 시험 합격 또는 결혼 등과 같이 좋은 일에 수반되는 스트레스가 바로 긍정적인 경우이다. 부정적이든 긍정적이든 스트레스는 정신적인 면뿐만 아니라 몸에도 영향을 미친다. 배우자의 죽음 또는 이혼은 사람이 인생에서 겪는 것 중 가장 큰 스트레스에 해당하는데, 이런 일을 겪으면 음식에 대한 욕구를 완전히 잃어버리기도 한다.

누군가를 상실하거나 떠나 보내는 경험을 할 때 사람들은 어느 정도 자책감이나 후회의 감정을 느낀다. 부모님께서 돌아가신 경우를 생각해 보자. 분명히 내 탓이 아님에도 왠지 내가 잘못한 것 같고, 그것 때문에 부모님이 떠난 것 같은 마음이 들기도 한다. 또 살아 계실 때 더 잘해 드리지 못한 것에 대한 죄책감과 회한이 밀려들기도 한다.

셰릴 역시 남편과의 이혼에 대해서 자책하는 마음 탓에 괴로워했다. 특히 배우자의 외도는 심리적인 충격이나 상처를 더욱 크게 남긴다. 배신을 당한 사람은 저절로 "이제 나는 여자로서 매력이 없나 봐. 그래서 저 사람이 다른 여자를 만난 거야." 하는 마음을 갖게 되기 때문이다. 상대방을 비난하기도 하지만 자신을 책망하고 벌주고자 하는 마음도 생긴다.

셰릴의 거식증이 바로 스스로를 신체적으로 학대함으로써 자신에게 벌을 주는 방법이다. 주변에서 아무리 "당신의 잘못이 아닙니다." 하고 말해 줘도 듣지 않는다. 너무 괴롭고 힘들어서 자신을 혼내야만 마음이 조금 진정된다. 이런 행동이라도 하지 않으면 고통스러워 견딜 수가 없다. 상대를 사랑하는 마음이 클수록 배신감 역시 크다.

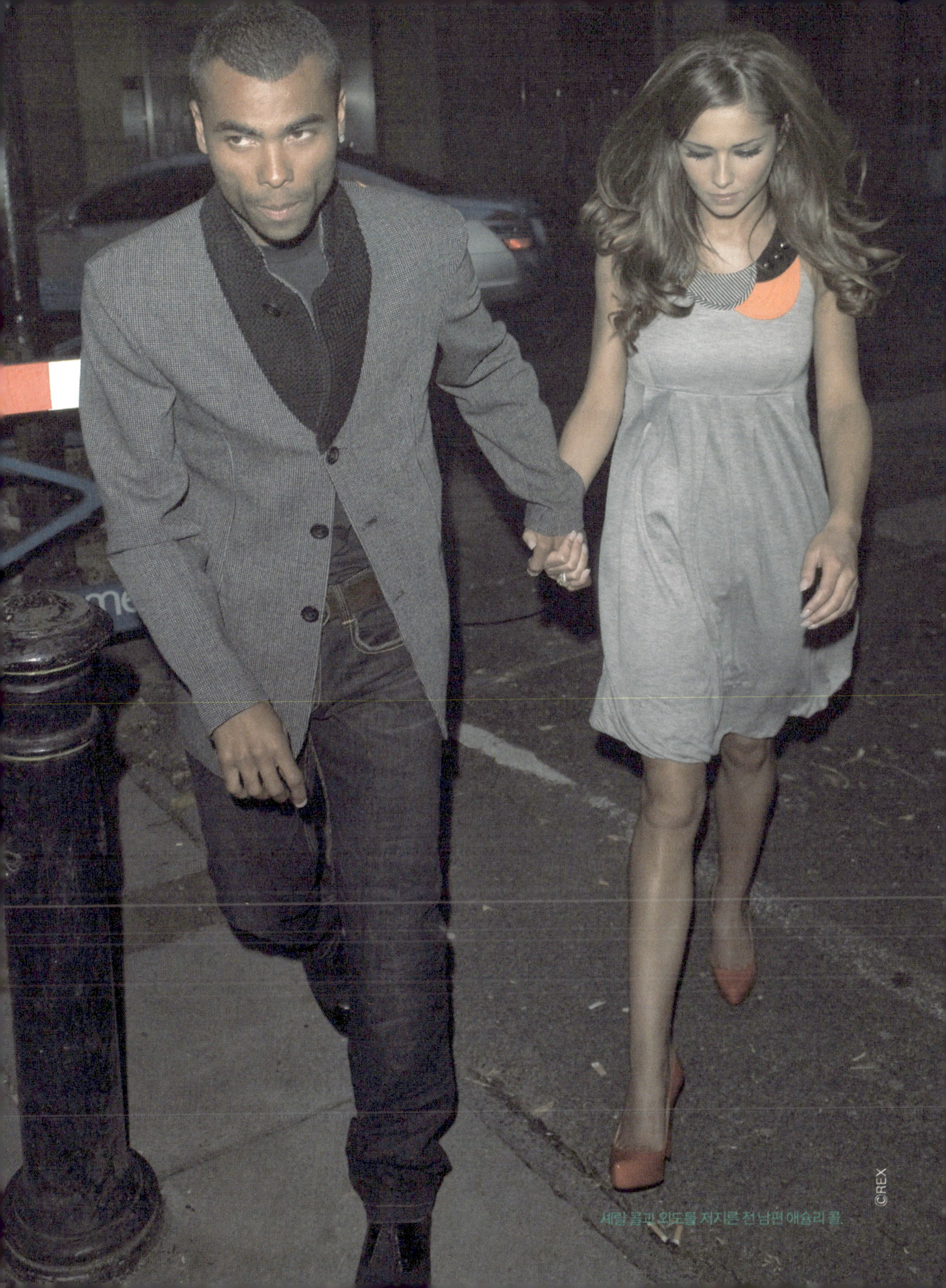

셰릴 콜과 외도를 저지른 전 남편 애슐리 콜.

©REX

✚ **김명찬의 심리코치**

스트레스에 대처하는 방법

Step1_ 부정적인 일에 대해서 자기 자신을 원망하고 자책하는지 살펴보자.

그 일에 대해 자책하면서 마음과 몸을 상하게 할 것인지, 잠시 멈추어 서서 자신을 위로할 것인지 생각해 보자.

Step2_ 스트레스 후 음식 섭취 습관을 살펴보자.

스트레스를 받았을 때는 커피나 인스턴트 음식, 당분류 등의 음식을 섭취하기 쉽다. 이럴 때일수록 영양분을 골고루 섭취하는 데에 신경 쓰자.

―"괜찮아. 그건 네 잘못이 아니야."라고 말해 주자.

잘못된 일에 대해서 나 스스로에게 소리 내어 말해 주자. 처음에는 좀 쑥스럽지만 반복하다 보면 스트레스로부터 자유롭게 해주는 말이다. 상담 치료를 할 때도 실제 이런 말을 하도록 유도함으로써 내적인 치유를 촉진한다.

음식을 거부하는 것 말고도 자신에게 벌을 주는 방법이 있는데, 바로 일에 빠져드는 것이다. 마음의 상처가 크게 난 사람들은 일에 빠져 살 수 있는 평일이 좋다고 말한다. 혼자 시간을 견뎌 내야 하는 주말은 너무나 두렵고 고통스럽다는 것이다. 적어도 일에 빠져 있는 동안에는 자신이 겪은 아픔과 슬픔은 잊을 수 있기 때문이다. 하지만 이렇게 일에만 빠져 사는 것 역시 몸에 치명적인 영향을 미친다. 과도하게 일에 몰입해 과로하게 되고 이것이 또다시 몸의 면역 체계를 약화시켜 몸을 손상하게 한다.

그건 내 잘못이 아니야!

건강한 삶의 회복을 위해서는 자책하고 자학하는 습관을 멈춰야 한다. 그러기 위해서 우선 필요한 것이 바로 "그건 네 잘못이 아니야.(It's not your fault.)"라는 마음가짐이다. 셰릴은 머리로는 남편의 외도와 이혼이 자신의 잘못이 아니라는 점을 알고 있었지만 마음으로는 자신의 잘못이라고 여겼던 것이다. 그런 생각이 있는 한 자기 자신을 받아들이거나 용납할 수가 없다. 자기 자신을 안아 주고 용서하는 과정이 필요하다. 우선 내 잘못이 아니라는 사실을 자신에게 알려 줄 필요가 있다. 계속해서 자책하는 목소리가 들리고 그것이 나를 괴롭힐 때 계속 이야기해 주어야 한다.

영화 〈굿 윌 헌팅〉을 보면 주인공 윌이 어린 시절 아버지로부터 학대받은 기억

셰릴 콜의 혈액형 다이어트

A형_채식주의
허용되는 음식_채소류, 두부, 해산물, 곡류, 콩류, 과일
체중 감량에 해로운 음식_고기, 유제품, 강낭콩, 밀
체중 감량에 이로운 음식_식물성 기름, 콩류 식품, 채소, 파인애플

B형_균형 잡힌 채식과 육식
허용되는 음식_고기(닭 제외), 유제품, 곡류, 콩류, 채소, 과일
체중 감량에 해로운 음식_옥수수, 땅콩, 참깨, 씨앗류, 메밀, 밀
체중 감량에 이로운 음식_야채류, 달걀, 사슴 고기, 간, 감초, 차

O형_고단백 육식
허용되는 음식_고기, 생선, 채소, 과일
금지되는 음식_곡류, 콩류
체중 감량에 해로운 음식_밀, 옥수수, 강낭콩, 흰색 강낭콩, 편두, 양배추, 겨자
체중 감량에 이로운 음식_해초, 해산물, 소금, 간, 적색 고기, 케일, 시금치, 브로콜리

AB형_적절히 섞인 다이어트
허용되는 음식_고기, 해산물, 유제품, 두부, 콩류, 곡류, 채소류, 과일
체중 감량에 해로운 음식_적색 고기, 강낭콩, 씨앗류, 옥수수, 메밀
체중 감량에 이로운 음식_두부, 해산물, 유제품, 야채류, 해초류, 파인애플

출처: www.DrLam.com

을 이야기하는 장면이 나온다. 이때 상담 선생은 윌에게 그가 학대받은 이유가 그의 잘못이 아니었음을 이야기한다. 윌은 처음에 그 말을 거부하고 받아들이지 못한다. 하지만 계속해서 선생이 반복하는 "It's not your fault."라는 말에 마침내 온몸으로 흐느껴 울게 된다. 오랜 시간 동안 그 학대를 자신의 잘못 때문이라고 믿었던 윌의 마음이 풀어지기 시작한 것이다.

윌은 자신의 뛰어난 재능을 알면서도 세상을 향해 나갈 생각을 하지 않았고, 자신을 좋아하는 여자 친구에게도 가까이 다가서지 못했다. 그는 따뜻하고 사려 깊게 그리고 오랜 시간 그의 곁에서 떠나지 않고 명료하게 말해 주는 선생님 곁에서 비로소 자신을 용서하게 된다. 더는 자신을 혼내거나 학대하는 삶을 살지 않겠다고 결심하게 된다. 세상을 좀 더 따뜻한 곳으로 인식하고 세상과 화해할 힘을 얻는다.

셰릴은 이혼 탓에 피폐해진 정신으로 자신의 몸을 학대하고 혼내는 시간을 보냈지만 자책 속에 빠져서 자신을 망가뜨리지는 않았다. 의사들의 도움, 사랑하는 가족과 친지들의 위로를 통해서 부정적인 생각에서 조금씩 벗어나게 되었다. 그러면서

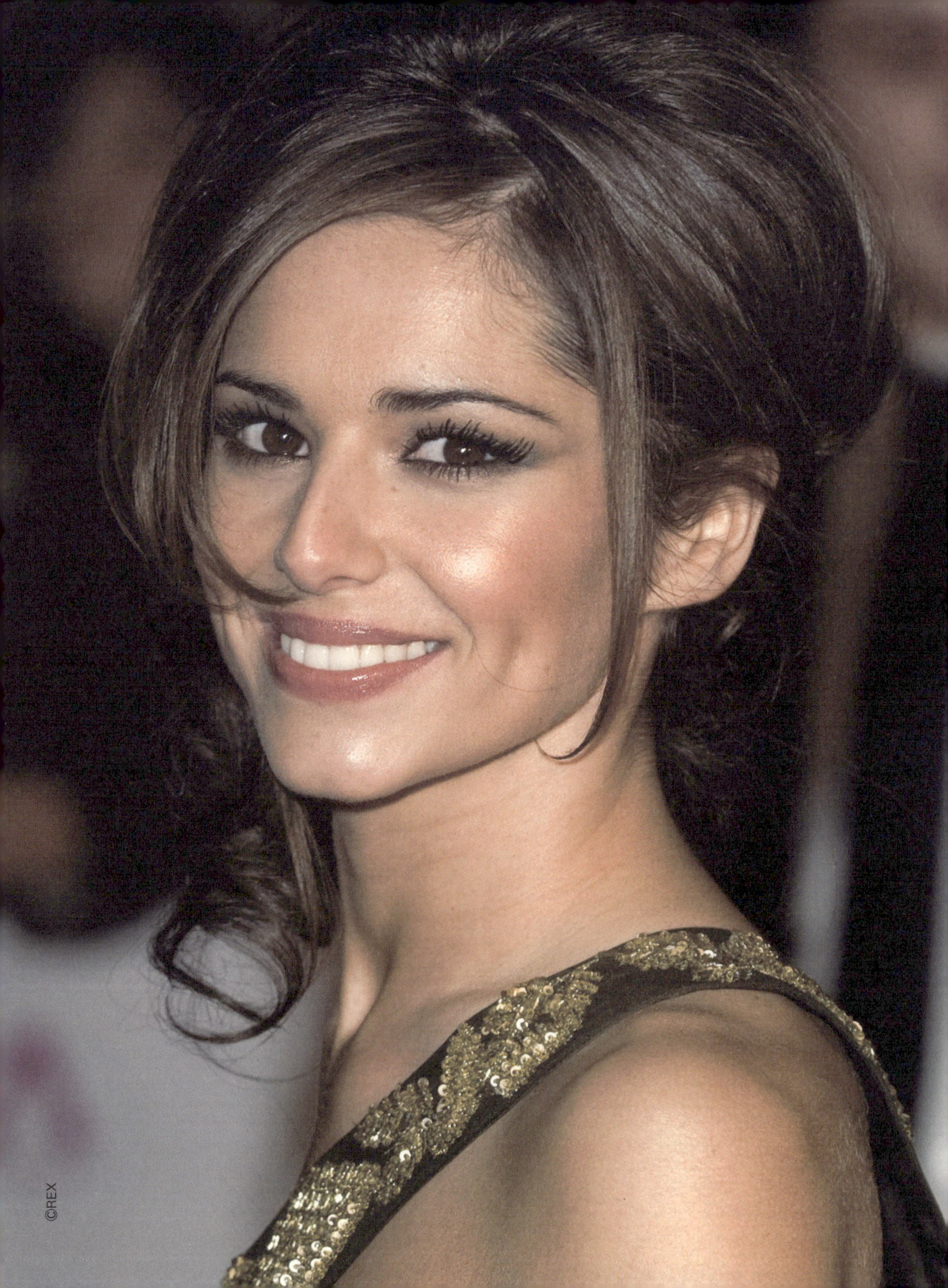

©REX

차츰 음식도 조절해 너무나 말라 버린 자신의 몸을 살찌웠다. 또한 체육관으로 달려가 운동을 시작하며 약해진 근육과 몸에 생기를 불어넣었다. 오랜 시간의 어둠으로부터 한 걸음 빠져나오게 된 것이다. 자신의 잘못이 아님을, 자신이 부족해서 일어난 일이 아니라는 것을 머리가 아닌 마음으로 확신해 나가면서 자신을 용서하고 받아들일 수 있었다.

셰릴은 몸을 관리하면서 혈액형 다이어트(Blood Type Diet)를 했다. 혈액형 다이어트란 혈액형에 따라 먹는 음식을 달리하는 식이요법이다. 사람이 먹는 음식물이 체내의 혈액과 화학적 반응을 일으킨다는 이론에 바탕을 둔다. 혈액형에 따라 몸에 도움이 되는 음식이 있지만 혈액과 반응하여 몸에 독이 되는 음식이 있다.

혈액형 다이어트 방법에 따르면 음식은 크게 3가지로 구분된다. 먹으면 몸에 도움이 되는 음식, 큰 도움이나 해가 되지 않아서 섭취해도 무방한 음식, 몸에 맞지 않아 먹었을 때 독이 되는 음식. 셰릴은 이혼소송으로 힘든 과정에서도 이러한 다이어트 방법을 적용하여 엄격하게 지켜 나갔다.

누구나 살다 보면 셰릴 콜과 비슷한 마음의 고통을 느낄 때가 온다. 그럴 때 필요한 것은 자신을 어두운 자책의 구덩이에 밀어 넣는 것이 아니라 "이건 내 잘못이 아니야. 그저 나에게 일어난 불행한 일일 뿐이야." 하고 말하며 자신을 다독이는 힘이다.

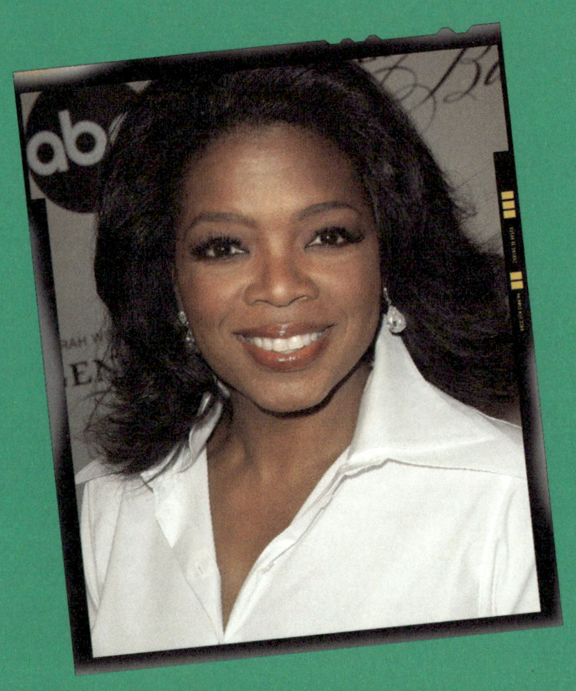

Oprah Winfrey

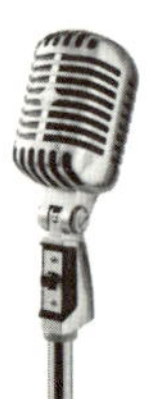

전 세계인의 마음을
움직이는 여성

그녀에게 가장 어려운 일은?

다이어트란 자기 몸에 대한 관심과 애정에서 출발한다. 이런 경우를 생각해 보자. 남자들이 새 차를 뽑으면 아무리 피곤해도 퇴근 후 매일 차 커버를 씌우고 하루가 멀다 하고 세차를 하고 청소를 한다. 자기 것에 대한 애정과 소중함을 느낄 때 사람들은 자연스럽게 관심을 두고 관찰하고 돌보게 된다. 많은 여성이 다이어트에 관심을 두는 것도 자연스러운 현상이다. 자기 몸에 대한 관심이 있다는 것은 자신에 대해서 애정과 사랑이 있다는 증거니까!

그런 맥락에서 각종 미디어에 등장하는 연예인이나 방송인들의 모습은 많은 여성에게 자극과 도전이 된다. 특히 톱스타처럼 대중의 관심과 주목을 받고 있는 이들이라면 더욱 그렇다. 20, 30대 전문직 여성들에게 본보기가 될 만한 사람을 하나 뽑으라면 단연 오프라 윈프리가 있을 것이다. 그녀는 아동 성폭행, 약물 중독, 10대에 미혼모 경험 등 여러 가지 시련에도 굴하지 않고 자신의 꿈을 실현한 대표적인 여성이다. 오프라 윈프리는 전 세계 많은 사람에게 희망을 심어 주는 방송인, 사업가, 교육자로서 활발한 활동을 벌이고 있다.

오프라 윈프리가 잡지에서 최근에 언급한 그녀의 몸무게는 91kg이다. 키가

169cm이니까 현재 그녀는 고도 비만이라 할 수 있다. 한때 혹독한 다이어트로 30kg 감량에 성공했지만 현재는 그런 예전의 모습을 찾아볼 수 없다. 오프라가 스스로 이야기하는 체중 조절의 어려움을 들어보자.

　　　　　　　　　"나 자신에게 화가 나고 창피해요. 수년 동안 무엇을 해야 할지 모든 것을 알고 있었으면서 아직도 체중에 대해 얘기만 하고 있죠. 스스로 믿을 수가 없을 정도예요."

오프라 윈프리는 솔직한 사람이다. 그녀는 스스로 체중을 조절하는 데 어려움을 겪고 있다는 점을 대중 앞에서 말하고, 자신을 통제하지 못한다는 사실이 싫고 화가 난다고 고백한다. 심리 상담가로서 이런 자세는 오히려 안심이라고 말하겠다. 많은 사람이 자기 파괴적인 행동을 지속하는 이유는 자신도 모르게 그 행동을 하기 때문이다. 적어도 오프라 윈프리는 자신의 몸에 대해 객관적인 사실을 인식하고 있다는 점에서 다행이다.

하지만 문제는 정서다. 다른 말로 바꾸면 감정이라 할 수 있다. 아무리 객관적으로 자신을 잘 알고, 문제 해결에 필요한 모든 지식을 갖추고 있다 하더라도 감정이 뒷받침되지 않으면 실천하기 어렵다. 자신의 토크 쇼에서 따뜻하면서도 시원하게 다른 이들의 고민을 해결해 주던 오프라 윈프리도 자기 몸에 대해서는 그게 잘 안 되는 것이다.

오프라 윈프리는 그동안 다양한 다이어트를 시도했다. 하지만 폭식으로 말미암은 비만은 쉽게 고칠 수 없었다. 고쳐지지 않는 폭식은 과거의 아픔이 만들어 낸 결과일 때가 많다. 남다른 아픔과 고통 속에서 성장한 그녀에게 다이어트는 어쩌면 더욱 어려운 과제가 아닐까?

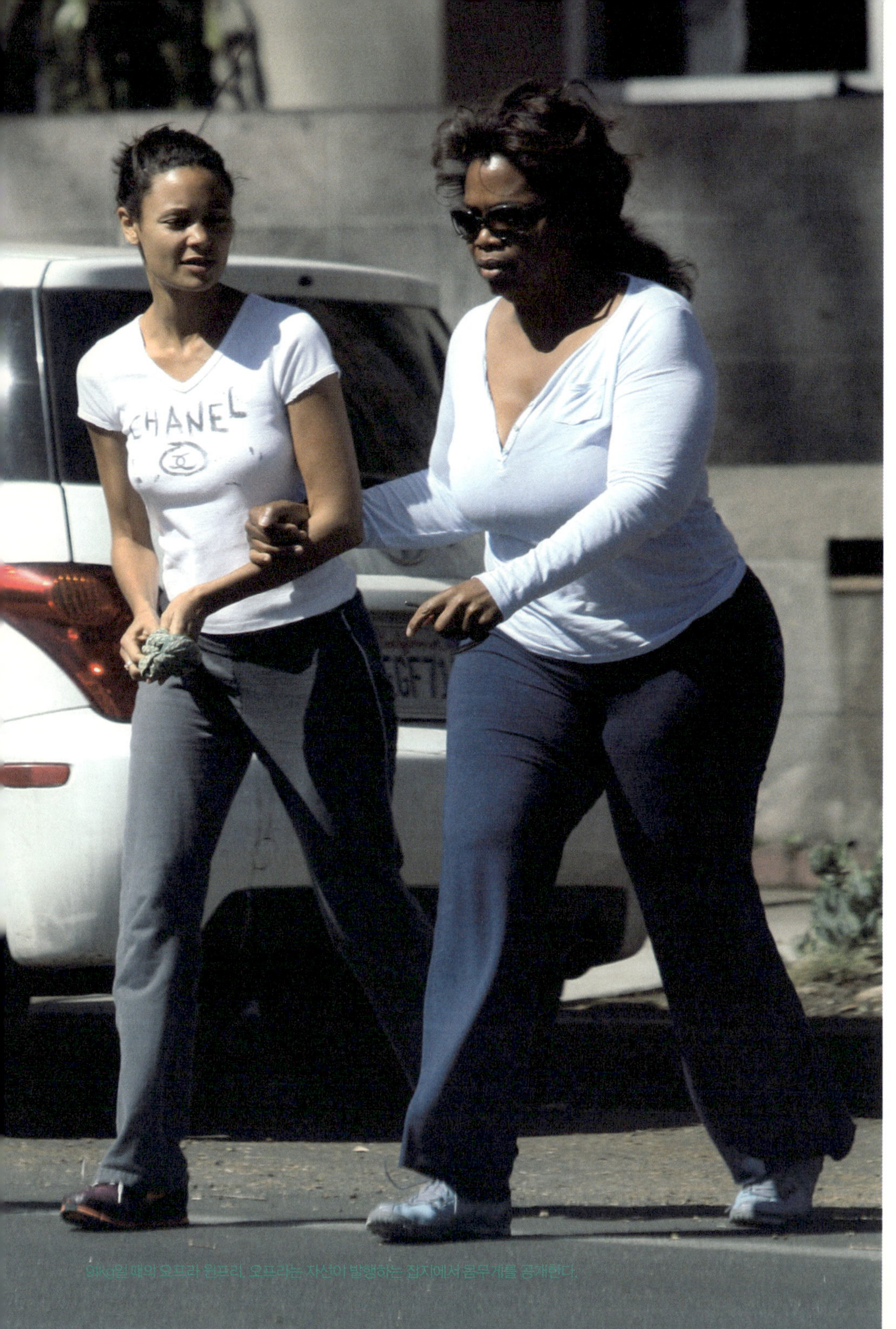

알몸일 때의 오프라 윈프리 오프라는 자신이 발행하는 잡지에서 몸무게를 공개한다.

상처의 치유 없이는 폭식도 멈출 수 없다

그녀의 상처는 꽤 오래전으로 거슬러 올라간다. 어린 시절 잠깐의 불장난처럼 연애했던 아버지와 어머니 사이에서 태어난 오프라는 바로 외할머니의 손에 맡겨졌다. 조금 자라서는 어머니와 함께 생활하게 되었지만 이때 평생 씻을 수 없는 마음의 상처를 입게 된다. 아홉 살 때 사촌 오빠로부터 성폭행을 당한 것이다. 심지어 한 번으로 끝나지 않고 사촌 오빠를 비롯한 여러 남자에 의해서 계속 성폭행을 당했다. 가난한 형편에 근근이 삶을 이어가며 아이를 돌보는 데 익숙하지 않은 어머니 밑에서 자라며 최소한의 자기 방어조차 할 수 없었던 것이다.

성폭행은 한 번만 겪더라도 평생 지울 수 없는 상처로 남기 마련인데, 이를 수도 없이 당해야 했던 오프라는 그 끔찍한 기억을 쉽게 잊을 수 없을 것이다. 다행히 그녀는 열 살이 넘어 아버지 집에서 살게 되며 그 끔찍한 일에서 벗어나게 되었다. 아버지가 이룬 단단한 가정의 울타리 속에서 학교에 다니며 공부에 매진할 수 있었다. 차츰 어머니와 살면서 겪었던 상처들을 치유하고 안정된 삶을 살아가게 된 것이다.

청소년기부터 대학에 들어갈 때까지 그녀는 아버지의 보호 속에서 안전하게 지내며 학업이나 생활 면에서 두각을 보였다. 이제 삶에 대한 애착과 의욕을 갖게 된 것이다. 그런 생활 속에서 일찍부터 방송인의 꿈을 키우고, 대학에서는 드라마와 스피치를 주전공으로 공부했다. 이때부터 본격적으로 대중 앞에서 이야기하고 말하는 것을 자신의 꿈으로 삼게 된 것이다. 그와 관련한 다양한 과외 활동을 통해서 오프라는 방송국에 취직할 수 있었다.

오프라의 몸은 사회생활을 시작하면서부터 불어나기 시작했다. 오프라의 이야기를 좀 더 들어보자.

"그렇다. 여러분의 계산이 정확하다. 두렵기 짝이 없는 약 91kg이다. 나는 가끔 너무 화가 나서 먹고 싶은 대로, 손에 잡히는 대로 마구 먹었다. 물론 결코 좋은 일이 아니다. 이제 나의 목적은 '더는 날씬해지는 것'이 아니다. 나는 튼튼하고, 건강하며, 적당한 몸매가 되고 싶다."

위 이야기 속에 결정적인 문장이 있다.

> ✤ **김명찬의 심리 토크**
>
> ### 외상후 스트레스 장애 치료법
>
> 인지, 정서, 행동 모든 면에서의 접근이 필요하다. 먼저, 그 일은 누구나 겪을 수 있는 일이지 내가 학대당할 만한 사람이어서가 아니라는 것을 인식해야 한다. 다음으로 고통스럽지만 그 일이 나의 삶에 분명히 일어났다는 것을 가슴으로 받아들인다. 피할수록 음식에 대한 집착이 심해질 수 있다. 불안해지면 심호흡을 하거나 명상을 한다.

"나는 가끔 너무 화가 나서 먹고 싶은 대로, 손에 잡히는 대로 마구 먹었다."

아마 이 글을 읽고 있는 당신도 이 문장에 공감할 때가 있을 것으로 생각한다. 오프라는 화가 날 때, 스트레스를 받을 때 먹을 것으로 기분 전환을 했다. 이것은 바로 폭식을 의미한다. 폭식은 단지 먹을 것을 지나치게 섭취한다는 의미를 넘어, 자신을 폭력적으로 대한다는 의미가 숨어 있다.

이 글을 쓰고 있는 필자도 84kg까지 체중이 나간 적이 있다. 그때 느꼈던 바를 되새겨 보면, 아무리 먹어도 좀처럼 포만감이 들지 않았다. 스트레스가 커지면 사람의 몸이 외부의 위협에 둔감하게 반응하기 때문이다. 이 때문에 더욱더 자극적인 행동을 일삼게 된다. 아무것도 하지 않으면 불안하고 힘들고 폭발해 버릴 것 같은 기분이 들기 때문이다. 많은 사람이 이 스트레스를 푸는 방법으로 먹기를 선택한다.

지금 내가 사용한 '선택'이라는 단어에 집중해 주기 바란다. 오프라도 자신을 위해 그런 행동을 '선택'했다.

알고 보면 비만은 마음의 병

사람이 심리적으로 독립한다는 것은 두 가지 모순된 감정을 불러일으킨다. 첫째는 홀로 모든 것을 책임져야 한다는 불안감이고, 둘째는 자신의 삶을 스스로 통제할 수 있다는 자부심이다. 이 두 가지 감정이 이상적인 조화를 이루는 지점은 자신이 통제할 수 있을 정도의 불안과 적당한 자부심이 될 것이다.

어릴 적부터 자기 통제나 절제를 잘 배운 아이는 자라서 자부심이 크고 불안감이 상대적으로 적은 성인이 된다. 어떤 일이든지 열린 태도로 배우고, 불안이 적기 때문에 계속해서 일하는 것이 어렵지 않다. 반면에 제대로 보호받거나 가르침을 받지 못한 아이는 성인이 되어서 불안감이 커지고 자부심은 매우 낮아 사회생활에 이런저런 어려움을 겪게 된다.

오프라 윈프리는 청소년기부터 제대로 된 가르침과 보호를 받아서 지적인 부분에서 성장과 자기 꿈에 대한 분명한 비전을 갖고 성공할 수 있었다. 하지만 그녀가 아홉 살부터 겪었던 성적 학대와 어머니의 부적절한 보호는 오프라의 깊은 내면에 불안감을 조성했다.

오프라의 전기 작가 주디 헤즈데이는 그녀의 깊은 상처를 다음과 같이 묘사한다.

"어린 시절에 겪은 성폭행의 아픔을 떠올리며 혼자 눈물을 흘리기도 했다. 그토록 많은 시간이 흘렀지만 어린 시절의 그 참혹한 기억들은 오프라의 몸속에 가시처럼 박혀 있어 가끔 그녀를 과거의 고통 속으로 끌어들였다."

해결되지 않은 과거의 깊은 상처는 깊은 굴속에 웅크리고 있다가 한 번씩 얼굴을 내미는 독사처럼 그녀의 삶을 뒤흔들어 놓았다. TV 속에서 상처가 많은 사람의 눈물을 닦아 주고 그들을 힘 있게 붙잡고 위로해 주는 그녀에게도 어찌할 수 없는 아픔이 있는 것이다. 이런 상처들은 그녀가 일 탓에 힘들어질 때, 또는 연인과 사이가 나빠질 때 폭식의 형태로 오프라를 공격했다.

> "남자 친구와의 사랑이 완전히 끝났을 때는 죽고 싶은 마음이 들었어요. 결국엔 엄청난 양의 음식을 먹는 걸로 나 자신을 만족하게 해 그 고통을 이겨 냈죠."

이별의 경험은 누구에게나 고통스럽지만 남자 친구와 헤어진다고 해서 모두가 폭식을 통해 아픔을 해결하지는 않는다. 폭식은 자신이 사랑받지 못할 존재라는 것을 보여 주는 잘못된 행위이다. '나는 사랑받을 만한 존재가 아니니까 아무렇게나 취급해도 돼.'라는 생각을 간접적으로 보여 주는 행동이다. 그런 면에서 폭식은 굉장히 파괴적이고 가슴 아픈 행위이다. 머리로는 아무리 "NO!"를 외쳐도 몸이 통제되지 않기 때문이다. 이런 측면에서 비만은 마음의 병에 속한다고도 할 수 있다.

화해와 용서, 폭력과 자학 중 당신의 선택은?

사람들이 스트레스를 받았을 때 주로 활용하는

몇 가지 방법이 있다. 우선 가장 건강한 방식은 스트레스를 받은 그 부분에 대한 감정을 탐색하고 표현하는 것이다.

"오늘 정말 힘들고 마음이 무거워. 아까는 내가 전혀 존중받지 못하는 것 같아서 짜증이 났어."

꼭 상대방에게 말을 하지 않더라도 혼잣말이나마 자기감정을 표현하는 방법을 '선택'하다 보면 다른 행동을 선택하지 않아도 된다.

문제는 우리 대부분이 감정을 숨기는 것이 미덕이라 교육받아 왔다는 점이다. 자신의 감정을 세세하게 모두 드러내는 사람을 가볍게 여기는 문화가 우리 사회에 널리 퍼져 있기 때문이다.

하지만 숨겨둔 감정은 어디로 사라지는 것이 아니다. 사람은 본능적으로 그 감정을 잊게 할 만큼의 자극을 찾게 된다. 그렇게 해서 감정 대신 선택하는 것이 음식이라면 바로 폭식의 세계에 입장하게 된다. 특히 당분이나 탄수화물, 지방처럼 열량이 높고 포만감이 높은 음식일수록 스트레스에 특효약으로 작용한다.

어떤 측면에서는 폭식으로 스트레스를 푸는 것은 상당히 안전한 방식이기도 하다. 술이나 마약, 싸움 등을 하는 것에 비하면 말이다. 또 먹는 것으로는 다른 사람들이 크게 상관하지도 않고, 오히려 맛있는 음식을 나누어 먹는 행동은 사회적으로 칭찬받는다. 이런 이유 때문에 더욱 폭식을 '선택'하기가 쉽다.

나에게도 폭식과 관련된 경험이 있다. 어릴 적 어려운 환경에서 자라 유독 먹을 것에 애착이 컸다. 거기에 한술 더 떠 어머니는 가리지 않고 잘 먹는다고 늘 칭찬을 해 주셨다. 나에게 잘 먹는다는 건 심리적으로 매우 안정감을 가져다주는 경험이 된 것이다. 그래서 나는 늘 쉽게 먹는 것을 '선택'했고, 이 선택은 대부분 지지를 받았다.

오프라 윈프리는 굉장히 높은 스트레스에 늘 노출되어 있다. 방송·사업·유명인으로서의 노출 등이 그렇고, 성장 과정에서 생긴 아직 해결하지 못한 내면의 상처 또한 키워 왔다. 그녀는 스트레스를 먹는 것으로 풀었으며 이것이 매우 익숙했다. 몸이 점점 불어나고 상황이 나빠지자 오프라는 개인 트레이너를 고용하기도 하고 원푸드 다이어트 같은 혹독한 방법도 써 봤지만 모두 일시적일 뿐이었다. 스트레스를 풀어 가는 방식을 보다 직접적이고 건강한 방향으로 바꾸어야만 했다.

오프라 윈프리의 마라톤 다이어트

운동 후 30분이 지난 시점부터는 몸의 지방을 에너지원으로 연소하게 된다. 따라서 장시간의 운동을 하게 되는 마라톤은 체내의 지방 소모에 효과가 크다.

원활한 혈액 순환으로 혈관의 노화와 성인병을 예방하는 데 효과가 크다.

우울증과 같은 정신 질환을 예방한다. 스포츠 심리학자 윌리엄 모건은 달리기가 정신 질환과 신체 질환을 예방하고 질병 발생 후 재활을 도와줄 잠재력이 있다고 주장한다.

정신적인 면에서 힘든 일을 해냈다는 성취감과 자부심을 느끼게 된다. 인간 한계에 도전한다는 마라톤을 완주한 일반인들이 보고하는 내용을 보게 되면 대부분 자기 자신에 대한 긍정적인 태도를 들 수 있다.

사회성 발달에 도움이 된다. 다양한 사람들과 어울려 달리다 보면 사람들과 자연스럽게 친해질 수 있다. 집안에서 트레드밀 위를 달리는 것에 비해 사회성 증진에 훨씬 도움이 된다.

내 잘못이 아니었어

오프라 윈프리는 성폭행 경험을 책으로 낸 트루디 체이스와의 인터뷰를 통해 처음으로 자신의 문제를 직면하게 되었다. 오프라는 트루디의 고백을 보며 성폭행이 자신의 잘못이 아니라는 것을 받아들이게 되었다.

"그래, 그 일은 내 잘못이 아니었어.

그런데 지금까지 난 내가 나쁜 짓을 저지른 것처럼 나한테 모든 책임이 있다고 생각했어. 바보같이 그걸 서른여섯 살이 된 지금에서야 깨닫다니.”

자신의 잘못이 아니라는 점을 깨닫게 되면서 오프라 윈프리는 자신의 성폭행 경험을 언론을 통해 대중에게 이야기하기 시작했다. 그리고 그 과정을 통해 자신을 진심으로 용서하게 되었다. 그녀는 서서히 자신의 내면 깊숙한 상처로부터 조금씩 벗어나게 되었다.

오프라 윈프리가 이렇게 회복되는 것은 물론 바람직하다. 그런데 한편으로는 그녀가 가장 힘들고 고통스러웠을 때 곁에 음식이 없었다면 그녀는 더욱 외롭지 않았을까 생각해 본다. 폭식도 일종의 중독 행위이며 심리적 안정을 주기 때문이다. 마음이 아플 때는 어디라도 의지할 곳이 필요하기 마련이다. 사람들은 마음의 허기를 음식으로 달랠 때가 많다. 그럴 때 이런 피드백을 주면 치유의 느낌을 받을 수 있다.

“햅쌀로 막 지은 따뜻한 밥 한 공기를 올려놓을 테니 마음껏 드시라고 말해 주고 싶어요. 이것으로 마음의 허기를 좀 채우시라고 말이죠.”

이런 말을 들은 사람의 표정은 든든하고 마음이 채워진 듯하다. 조금 전까지 불안에 떨던 이의 눈에 평화로움이 나타난다. 따뜻하고 정성스러운 음식이 주는 치유와 위로가 분명히 있다.

다양한 다이어트 방법을 통해서 체중을 감량하지만 이내 원래의 체중으로 돌아가는 오프라 윈프리. 그녀가 실행에 옮긴 운동 중에는 다른 셀러브리티들과 다르게 마라톤이 포함되어 있다. 그녀의 개인 트레이너와 훈련을 통해 풀코스를 완주한 그녀는 67kg까지 자신의 몸무게를 감량했다. 마라톤 완주는 정신적인 면에서 어려운 일을 해냈다는 성취감과 자부심을 품게 한다. 인간 한계에 도전한다는 마라톤을 완주한 일반인들이 보고하는 내용을 보게 되면 대부분 자기 자신에 대한 긍정적인 태도를 들수 있다.

마라톤으로 체중 감량에 성공해서 그녀 스스로 자신에게 더욱 당당해지고 건강해지길 바라는 마음이다. 오프라에게도 따뜻한 밥 한 공기를 건네고 싶다!

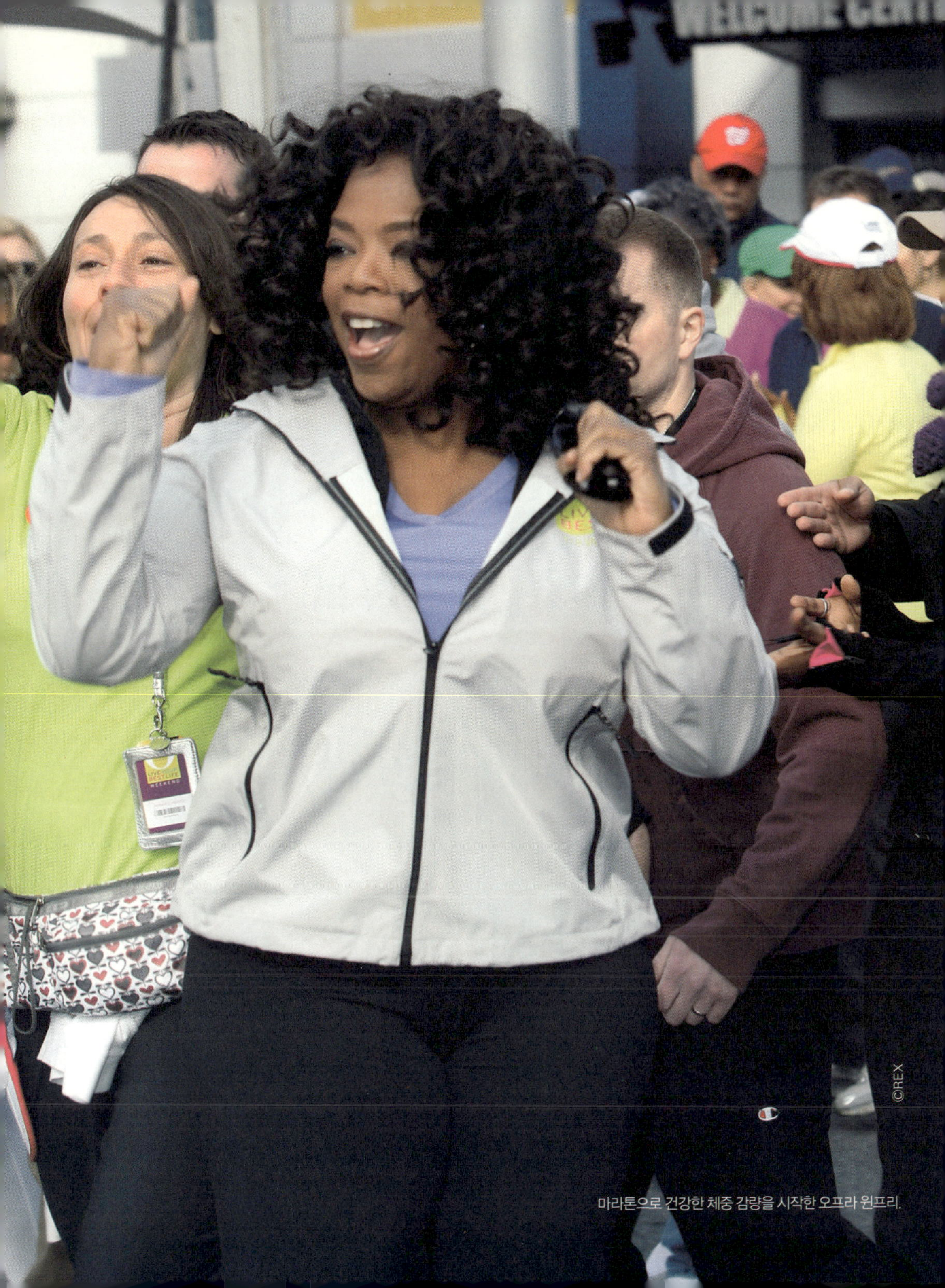

마라톤으로 건강한 체중 감량을 시작한 오프라 윈프리.

브리트니 스피어스
Britney Spears

켈리 오스본
Kelly Osbourne

크리스티나 아길레라
Christina Aguilera

레이디 가가
Lady GaGa

Self-efficacy

최고의 스타, 정상에서 자신을 절제하라!

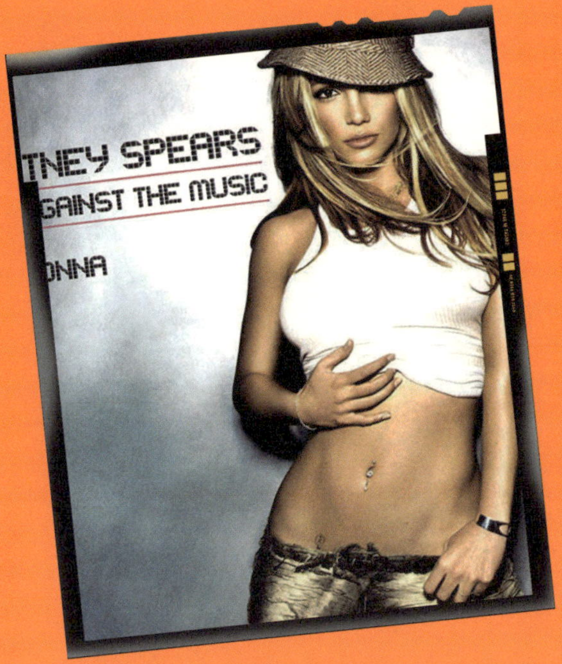
TNEY SPEARS
GAINST THE MUSIC
ONNA

Britney Spears

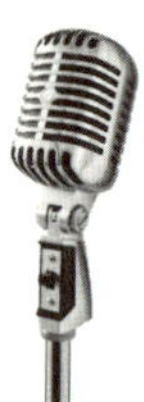

팝의 여왕,
21세기에 가장 많은
논란의 주인공이 되다

등장부터 기적이었던 소녀

1999년 한 10대 소녀가 데뷔 앨범 〈Baby One More Time〉을 발표했다. 이 앨범은 단기간 최다 판매 앨범 기록을 세우고 빌보드 차트 정상을 차지했다. 순식간에 일어난 일이었다. 미국 전역에서뿐 아니라 영국을 비롯한 다른 나라에서도 인기 행진이 시작되었다. 놀라운 가창력과 화려한 퍼포먼스에 사람들은 열광했다. 매거진 《롤링 스톤즈》는 이 소녀를 새천년의 팝을 이끌어 갈 가수로 점찍었다. 이 소녀가 바로 브리트니 스피어스(Britney Spears, 1981~), 21세기에 가장 많은 논란의 주인공이자 가장 크게 성공한 솔로 가수이다.

브리트니의 성공은 데뷔 앨범에서 그치지 않았다. 2000년에 발표된 두 번째 앨범 〈Ooops!… I did it again〉은 미국에서만 1천3백만 장 이상 팔려 나갔고, 전 세계적으로는 2천만 장 이상 판매되는 기록을 세웠다. 앨범 발표와 동시에 이루어진 전국 투어 콘서트는 브리트니 스피어스를 팝의 여왕으로 우뚝 서게 하였다. 브리트니는 세계 최고의 아이돌 가수로 떠올랐다.

2001년에 발표된 3집 〈Britney〉 역시 그 상승세를 잇게 되는데, 이 앨범은 나중에 《엔터테인먼트 위클리》가 선정한 '최고의 앨범 100위'에도 오른 바 있다.

발표하는 앨범마다 전 세계 팬들의 주목을 받으며 성공을 누린 브리트니는 가수를 넘어 영향력 있는 유명 인사(Key Figure)의 자리에 올라섰다.

이른 데뷔와 성공 행진만 보면 그녀의 삶과 행운이 마치 복권에 당첨된 것처럼 느껴질 수도 있을 것이다. 하지만 그 성공은 한순간에 얻어지지 않았다. 브리트니는 세 살부터 춤과 음악에 두각을 나타냈다. 걷고 말할 수 있을 때부터 늘 춤추고 노래했다. 거기에 그녀의 끼를 일찍부터 알아본 어머니의 지원을 받으며 본격적인 훈련까지 받았다. 브리트니는 이미 준비된 스타였다. 그 결과가 바로 가수로서의 폭발적인 성공으로 돌아온 것이다.

두 번의 결혼, 그녀의 몸에 찾아온 변화

브리트니의 성공이 너무 일렀던 걸까? 그녀의 생활에 조금씩 이상한 조짐이 보이기 시작했다. 2004년 브리트니는 자신의 소꿉친구였던 제이슨 알렉산더와 갑작스럽게 결혼을 발표해 세상을 놀라게 했다. 그러나 그보다 더욱 놀라웠던 건, 결혼식을 치른 뒤 이틀 만에 두 사람이 갈라선 것이다. 그들은 너무 성급한 결혼이었음을 인정했다.

이어지는 그녀의 선택도 위험스럽고 불안해 보이긴 마찬가지였다. 브리트니는 그해 7월 댄서인 케빈 페더라인과 약혼하고, 두 달 뒤인 9월 결혼했다. 사랑하는 사람을 만나 가정을 이루었다는 안도감 때문이었을까? 아니면 데뷔 후 6년 내내 정상을 지킨 그녀에게 더 이상의 도전이 무의미해졌던 걸까? 성급한 첫 번째 결혼과 이혼 그리고 곧바로 이어진 두 번째 결혼을 겪으면서 브리트니의 몸에 변화가 나타났다.

몸무게가 점점 불어나기 시작한 것이다.

브리트니의 몸은 아이를 낳은 직후 키 163cm에 몸무게 70kg에 다다랐다. 체질량지수(Body Mass Index)로는 26.35 경도 비만이었다. 춤과 외모를 끝없이 가꾸어야 하는 댄스 가수로서 심각한 타격이었다.

불안한 생활과 사건들이 꼬리를 물고 이어졌다. 2006년 11월 브리트니는 남편과 이혼 소송을 시작했다. 결혼한 지 2년밖에 지나지 않아 또다시 이혼하게 된 것이다. 그녀의 두 번째 결혼 생활은 마음의 상처만 가득 안은 채 2007년 7월에 마무리되었다. 불행은 여기서 그치지 않았다. 길고 긴 양육권 다툼이 시작됐다.

자녀의 양육권 소송 과정에서 브리트니는 무척 불리한 위치에 설 수밖에 없었다. 불안한 생활이 이어지며 그녀는 이미 약물 복용과 알코올 중독에 빠져 있었던 것이다. 엎친 데 덮친 격으로 무면허 운전을 하다가 교통사고를 일으켰고, 중독 증세를 치료하러 들어간 재활원에서 탈출하는 장면이 파파라치에게 포착되기도 했다. 이 사건은 인터넷으로 전 세계에 퍼지며 단숨에 많은 이들의 관심을 불러일으켰다. 많은 팬이 실망하고 떠나갔다. 악재가 계속 겹치면서 브리트니는 술과 마약, 담배와 정크 푸드(Junk Food)에 둘러싸여 지냈다. 자신을 통제할 힘이 이미 그녀 안에서 사라져 버린 것이다.

> "그때는 내 기분을 통제할 수 없었어요. 아무 생각 없이 쇼핑하고, 배가 고프지 않아도 먹을 것을 잔뜩 사서 하루 내내 먹었어요."

10대 후반부터 가요계의 스타로 살아오며 대중을 사로잡았던 셀러브리티, 브리트니의 삶이 가십과 온갖 추문으로 한순간에 무너져 내리기 시작했다.

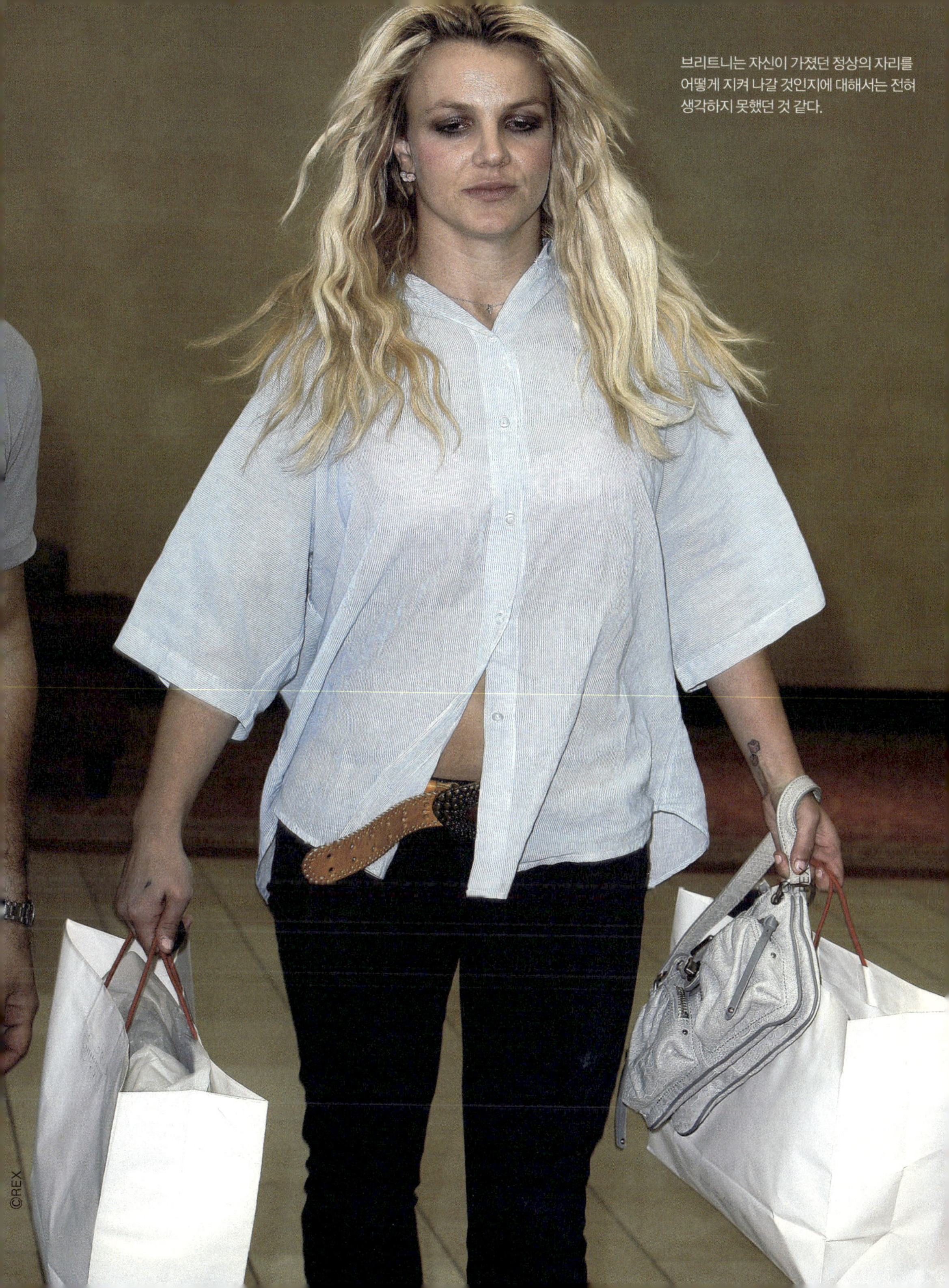

©REX

페르소나에서 빠져나오지 못한다면

"그때는 모든 것이 너무 쉽게 이루어져서 마치 제가 모든 힘을 가진 것 같았어요. 세상에 두려울 것이 없었죠. 말 한마디에 사람들이 이리 오고 저리 가는 걸 보니 좀 변한 것 같아요. 한편으론 너무 외롭고 힘들기도 했어요. 그냥 '나'로 있고 싶은데, 다들 '스타'니 '공인'이니 말하는 걸 들으면 편하게 진짜 나를 드러낼 수가 없더라고요."

한때 최고의 인기를 누리던 스타들이 아침 프로그램이나 인터뷰에 나와 지난 시절을 돌아보며 공통으로 하는 이야기들이다.

자신의 분야에서 성공한다는 것은 무척 어렵다. 또한 그만큼 모두의 부러움을 살 만한 일이다. 성공하기까지 자신을 절제하고 훈련해야 하는 힘들고 어려운 과정도 반드시 뒤따른다. 하지만 성공만큼 또는 그보다 더 어려운 과정이 있다. 바로 힘들게 정상에 올라간 이후의 삶이다. 많은 사람이 성공을 향해 달리느라 그 이후의 삶에 대해서는 아무런 준비도 하지 못한다. 브리트니도 자신이 가졌던 정상의 자리를 어떻게 지켜 나갈 것인지에 대해서는 전혀 생각하지 못했던 것 같다. 팝 스타로서 최고의 자리에 올라섰을 때, 불안함과 허무함이 그녀를 무너뜨리기 시작했다.

정신분석학자 카를 구스타브 융(C. G. Jung)은 사람이 살아가면서 맡게 되는 여러 가지 역할을 '페르소나(Persona)'로 설명하였다. 이 단어의 어원은 연극 무대에서 배우들이 특정 역할을 맡기 위해 쓰던 '가면'에서 출발한다. 연극 속 배역처럼 누구든 살아가다 보면 삶에서 다양한 역할을 맡게 되고, 그 역할들을 배워 가게 된다.

사람들의 주목을 받고, 눈이 부실 정도로 화려한 무대에서 관능적인 퍼포먼스를 선보이는 것은 브리트니에게 주어진 '역할'이지만 브리트니 '자신'은 아니다.

만약 소개팅 자리에서 한눈에 반할 만한 매력적인 남자를 만났다고 생각해 보자. 그 남자에게 호감 있는 여성들은 대부분 자신의 본모습을 어느 정도 숨기게 된다. 그리고 애프터 신청을 꼭 받아 내기 위해 남자에게 매력적으로 보이려 온 힘을 다한다. 화장, 표정, 자세, 행동, 걸음걸이까지 어느 하나 놓치지 않고 가장 예쁜 모습을 보이려 애쓴다.

자, 그러다가 두 사람이 본격적으로 사귀게 되면 무슨 일이 일어날까? 점점 꾸미지 않은 솔직한 모습이 드러나게 된다. 조심하던 행동이 조금씩 과감해지고, 별것 아닌 일에 짜증을 내기도 한다. 화장이나 옷차림을 소홀히 할 때도 생긴다. 그렇다면 그동안 남자의 마음을 얻기 위해 여자가 했던 조심스러운 행동은 모두 새빨간 거짓인 걸까?

쉽게 거짓으로 단정 지을 수 없다. 왜냐하면 여자의 행동은 남자의 마음을 얻는 데 필요했던 하나의 '역할'일 뿐이기 때문이다. 그녀는 자신이 원했던 목적을 달성하자 그 역할을 던져 버린 것이다.

이처럼 페르소나는 필요에 따라서 썼다 벗었다 하는 것이지 계속 쓰고 있을 수 없다. 만약 페르소나를 벗지 않는다면 어떻게 될까? 당연히 정신 건강에 해롭다. 심하게는 자신의 정체성까지 잃어버리게 된다. 그러니 될 수 있으면 페르소나에 깊이 빠지지 않는 것이 좋다. 자신이 아무리 유명한 가수가 되어 돈과 명예를 가진다 해도 그것은 어디까지나 대중 앞에서 필요한 역할이고 페르소나에 불과하다. 브리트니는 가수이지만, 가수라는 페르소나가 그녀 자체인 것은 아니다.

문제는 그녀의 페르소나와 실제의 자아가 브리트니 자신도 헷갈릴 만큼 제대로

✛ 김명찬의 심리 토크

"나는 완벽하지 않다"라고 인정하자

페르소나에 묶인 삶을 살고 있다면 가장 먼저 나 자신이 지치고, 금세 주변 사람들이 눈치챌 것이다. 내가 나의 존재 자체에 얼마나 자신 없어 하는 사람인지 말이다. 잘 나갈수록, 많은 사람들에게 자신이 드러날수록 기억해야 할 한 가지가 있다. "나는 완벽하지 않은, 아주 평범한 한 사람"이라는 사실이다. 그래야 중독 행위에 쉽게 빠지지 않는다. 중독이란 환상을 만들어 내는 것이다. 나는 그저 평범한 사람임을 인정하자. 그 이상도 이하도 아니다.

분리되지 못했다는 점이다. 브리트니 주위의 모든 사람은 그녀를 평범한 20대 여성으로 보지 않았다. 그녀가 가지고 있는 음악적 재능과 명성, 돈에 주목했으며 가수로서의 그녀가 전부인 양 대했다.

이런 환경이 자신의 자아에 대한 열망을 더욱 강하게 했던 것일까? 아니면 자기의 존재가 가수라는 페르소나에 파묻히는 것이 두려웠던 것일까? 브리트니가 자신의 소꿉친구와 난데없는 결혼식을 올렸던 이유는 어쩌면 어린 시절의 친구를 통해서라도 자신의 원래 모습을 기억하고 싶었을지도 모른다. 자신의 명예와 부에 걸맞은 남자를 고르려 하지 않고 평범한 남자를 배우자로 선택했던 브리트니. 이 부분이 바로 브리트니가 가지고 있었던 순수한 면이 아닐까?

감정의 폭풍이 만들어 낸 중독에서 빠져나오기

브리트니의 개인 트레이너는 한 매체와의 인터뷰에서 브리티니의 현재 상태가 매우 불안정함을 말했다.

> "브리트니는 현재 자기 몸을 제대로 관리할 수 없는 상황이에요. 건강 관리에 전혀 집중하지 못하고 있죠."

결혼은 이미 두 번이나 깨졌고 사랑하는 아이들마저 잃어버릴 위기. 브리트니의 삶은 완전히 질서를 잃어버리고 말았다. 우울한 감정이 폭풍처럼 밀려왔다. 모든 상황이 내 탓이라는 '자책감', 이렇게 그냥 망가진 채 살아 버릴까 하는 '자기 파괴적인 감정', 어떤 일에도 집중할 수 없는 극심한 '불안감', 내 인생이 대체 무엇 때문에 이렇게 되었나 하는 '원망' 등이 뒤섞였다. 이런 상황에서 자신을 통제하는 능력은 한없이 약해져만 갔다. 브리트니는 약물에 중독되고 과도한 음주, 무절제한 식사를 계속하게 되었다. 아무도, 그녀 자신조차 말릴 수 없었다.

신경생리학자들은 첫사랑의 감정이나 일의 성취에서 오는 일시적인 행복감과 짜릿함은 오래가기 힘들다고 한다. 엔도르핀, 도파민 같은 일시적인 행복감에 관련된 호르몬은 지속적인 감정보다는 어느 한순간의 느낌과 더 밀접하다. 그리고 어느 정도 '중독성'을 가지고 있다. 마치 술이나 약물처럼, 너무 오래 이어지면 오히려 몸에 나쁜 영향을 끼친다. 왜 호르몬은 이렇게 작용하는 걸까? 행복감을 주는 호르몬이 계속 나오면 왜 안 좋은 걸까?

이 호르몬 현상을 큰 관점에서 바라보자. 호르몬이 우리에게 가르쳐 주는 것은, 인간은 좋은 일과 슬픈 일 모두를 경험할 때 자연스럽게 성장하게 된다는 사실이다. 아무리 좋은 호르몬이라도 끝없이 나오면 몸을 망친다. 사람은 항상 기쁘고 좋은 일만 경험할 수는 없다. 때로는 고통스럽고 어려우며 힘겨운 과정도 반드시 거치게 된다. 그리고 이런 기쁨과 슬픔의 반복 속에서 마음은 더욱 단단하고 성숙해진다.

그러나 불안한 상황에 놓여 있는 사람들은 끊임없이 몰두할 무언가를 찾게 된다. 알코올이나 약물 중독, 섹스, 쇼핑 등 중독성 행동에 빠져 심리적이고 생물학적인 자연의 질서를 거부하려고 한다. 중독성 행동이 고통을 감소시키고 즐거움을 연장시키기 때문이다. 마음 밑바닥에는 고통이나 아픔을 한순간도 허용하지 않겠다는 욕심, 더 이상의 아픔을 피하고 싶은 마음이 자리 잡고 있다. 이 증상이 계속되고 정

✛ 김명찬의 심리 토크

왜 음식의 유혹을 뿌리치지 못할까?

"나처럼 의지력 약한 사람이 무슨 다이어트야. 에이 때려치워!" 이런 이야기를 종종 하는 사람들을 눈여겨보면 2, 3일 다이어트를 잘하다가 잠깐의 유혹으로 운동을 소홀히 하거나, 자기 전에 아이스크림을 먹었을 때 이런 반응을 나타낸다. 하지만 이 반응의 크기는 너무 극단적이다. 실은 아이스크림을 먹기 전까지는 의지력을 발휘해 다이어트를 잘 해 왔기 때문이다. 이럴 때 필요한 태도는 자신을 의지력 약한 사람으로 규정할 일이 아니라, 뱃속에 들어간 아이스크림의 열량을 소화시킬 활동을 생각하는 것이다.

도가 심한 경우 조증(manic disorder)을 보이게 된다. 조증의 일반적인 증상으로 쉽게 잠을 이루지 못하고, 감정적으로 늘 들떠 있으며, 집중력이 떨어지기도 한다.

전성기를 되찾아 준 세로토닌의 마법,
'무드 다이어트(Mood Diet)'

가수로서 완벽한 삶을 살았던 브리트니는 한 인간으로서는 생각지 못했던 어려움과 인내를 겪어야 했다. 바로 아내와 어머니로서의 삶이었다. 브리트니 스피어스는 굉장히 고통스러운 과정을 통해 본질적인 자기 자신의 모습이 무엇인지 마주 보게 됐다.

결혼 생활이 그녀에게서 많은 것을 앗아 갔지만 한편으로는 삶을 살아가는 과정에 대해 가르쳐 주기도 했다. 화려한 쇼와 이벤트 대신 남편, 아이들과 어울려 매일 살아가는 법을 알게 된 것이다. 그 생활은 기쁨도 있고 슬픔도 있는 자연스러운 시간이었다. 이혼 후에도 그녀가 아이들과 함께하는 시간을 소중히 여기고 어떻게든 양육권을 얻고자 노력했던 것도 같은 맥락에서 이해할 수 있다.

하루하루를 충실하게 살고 그 안에서 기쁨을 찾는 방법을 알아 가면서 그녀의 삶도 안정을 되찾기 시작했다. 더불어 다시금 전성기 때 보여 줬던 탄력 있는 몸을 만들기 시작했다.

브리트니가 한 다이어트는 '무드 다이어트(Mood Diet)'다. 무드 다이어트는 자신의 정서와 감정 상태를 안정되고 편안하게 유지하는 다이어트 방법이다. 신경전달물질인 세로토닌의 분비를 촉진하는 데 초점을 둔다. 세로토닌(Serotonin)은 몸과 마음이 안정되고 평화로울 때 분비되는 신경전달물질이다. 세로토닌이 활성화된 사람은 아들 션 프레스턴은 브리트니 스피어스를 팝 스타가 아닌 한 인간으로서 성숙하게 했다.

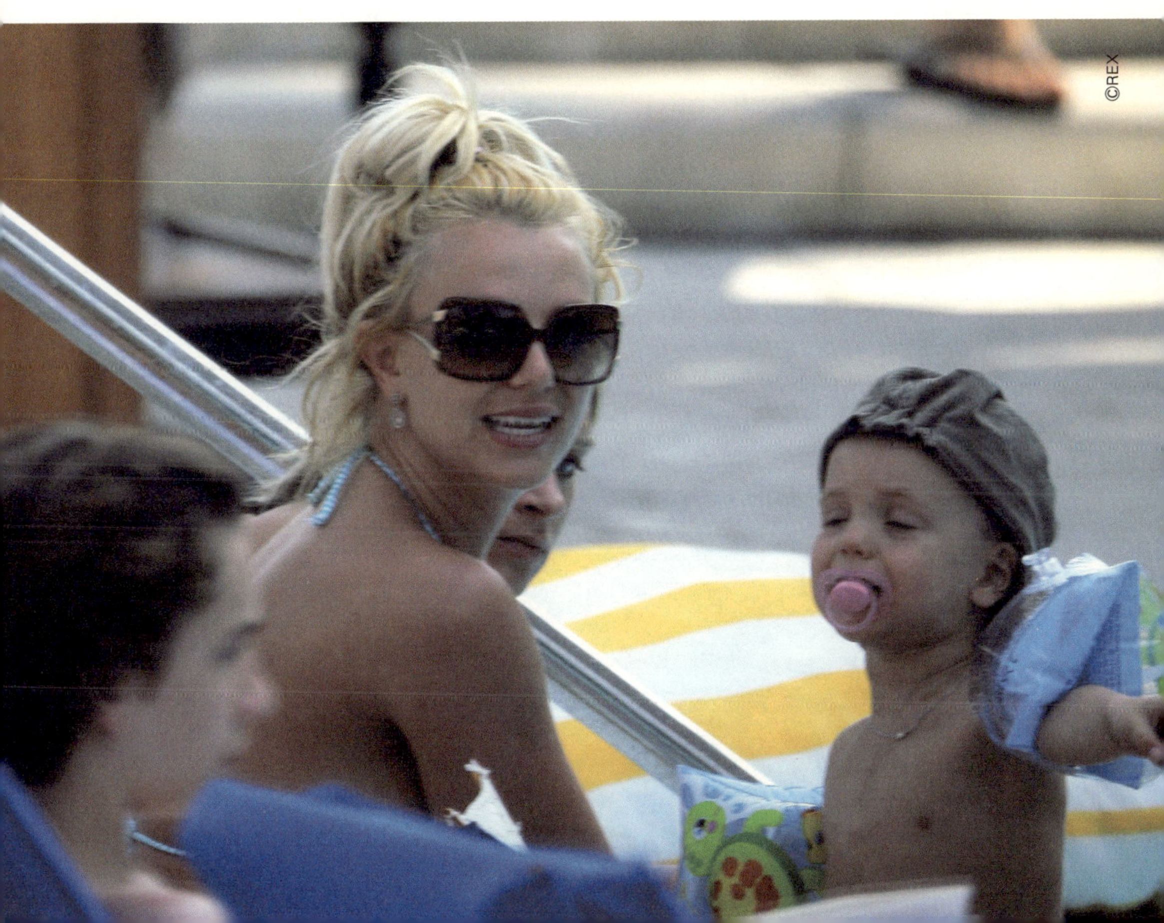

세로토닌, 마음을 다스리는 절대 호르몬

세로토닌은 탁월한 조절 기능으로 평상심을 되찾고 이성적 판단을 할 수 있게 해 준다. 충동이나 공격성을 불러일으키는 노르아드레날린과 강한 쾌감을 동반하지만 중독 위험이 있는 도파민 및 엔도르핀의 폭주를 조절해 준다. 부족하면 절제력을 잃게 된다.

평상심을 잘 유지할 수 있다. 상황의 변화나 감정의 기복에 흔들리지 않고 안정적인 생활을 한다. 세로토닌은 일시적으로 분비되는 엔도르핀이나 도파민과 달리 평상시에 꾸준하게 분비된다. 햇볕을 많이 쬐고, 긍정적으로 생각하고, 많이 웃을 때 더욱 분비가 촉진된다. 또한 특별한 스트레스만 없다면 지속적으로 분비되어 삶의 안정감을 형성해 주는 역할을 한다.

세로토닌의 특징은 무언가를 성취하고 얻어 냈을 때 얻어지는 것이 아니라, 현재의 자기 삶을 받아들이고 그 안에서 즐거움을 느끼고 편안해할 때 나온다는 점이다. 특히 사랑하는 이들과 함께 있을 때 효과가 배가된다.

한편 세로토닌은 스트레스에 약하다. 과도한 스트레스에 지속적으로 노출될 경우에는 분비되는 양이 줄어들게 된다. 세로토닌 부족으로 말미암은 부작용을 살펴보면 브리트니가 보였던 여러 행동을 이해할 수 있다. 먼저 폭력적이고 충동적인 성향이 나타나게 된다. 다음으로 불안이나 근심 또는 우울 증세를 나타낸다.

여기서 끝이 아니다. 더욱 놀라운 세로토닌의 기능은 바로 식욕 억제 기능이다. 마음의 평안함과 만족감이 있을 때 폭식이나 과식 등 나쁜 식사습관이 자연스럽게 치료된다는 수많은 연구 결과가 이를 뒷받침한다. 이처럼 세로토닌은 다이어트를 성공으로 이끄는 핵심 요소이다. 세로토닌은 식욕 및 음식물 선택에서 중요한 조절자로 작용하며 탄수화물 섭취와 깊은 관련이 있는 것으로 알려져 있다. 세로토닌이 증가하면 식욕이 감소하게 되고, 감소할 경우에는 반대 현상이 나타난다. 단 음식이나 탄수화물을 먹으면 당을 통해 인슐린이 뇌에서 세로토닌 생산을 활성화해 기분이 좋아진다. 배고프지 않은데 음식이 당기는 이유다. 그래서 세로토닌이 부족하면 살이 찌기 쉬운 탄수화물을 많이 섭취하게 됨으로써 다이어트에 치명적인 역할을 한다.

불안이나 우울 증세는 자연스럽게 수면 장애로 이어지고, 마지막으로는 비만에 걸릴 확률이 매우 높아지게 된다. 브리트니가 가장 힘들었을 때 보였던 행동은 모두 세로토닌 부족으로 말미암은 증상들과 같다.

결국 세로토닌이 잘 분비되어야 삶의 균형을 찾을 수 있다. 푹 쉬고 편안하게 잠이 들며, 만족이 있고, 날씬한 몸매를 유지할 수도 있다.

브리트니 스피어스. 그녀가 일상의 소소한 기쁨과 행복을 알게 해 주는 세로토닌 다이어트를 했다는 것은 아름다운 몸매를 되찾을 뿐 아니라 자신이 있어야 할 자리에 돌아오게 해 주었던 가장 적절한 다이어트 방법이 아니었을까.

무드 다이어트, 이렇게 실천한다

앞서 이야기했듯 브리트니는 힘겨운 이혼 과정을 마치고 자신의 자리로 돌아오기 위해 몸만들기에 돌입했다. 그녀가 실시했던 무드 다이어트는 세로토닌 분비를 촉진하는 활동과 음식 조절을 중심으로 구성되어 있다. 그녀는 이 다이어트를 통해 일주일에 약 1.5kg, 30일 동안 5.5kg을 감량했다.

세로토닌의 분비를 촉진하는 데 도움을 주는 트립토판이라는 아미노산은 돼지고기, 우유를 비롯한 유제품, 바나나, 생선, 초콜릿 등에 다량 함유되어 있다. 특히 트립토판은 몸 안에서 생성되지 않으므로 반드시 음식을 통해 챙겨 먹어야 한다.

브리트니는 다이어트 하는 동안 하루 섭취 칼로리를 총 1,200kcal에 맞추고 하루 여섯 끼의 식사를 할 수 있도록 식단을 구성했다. 주로 견과류, 과일(당분이 적은 아보카도와 같은 과일), 저지방 요구르트, 연어 샐러드, 닭고기와 야채, 달걀흰자 등을

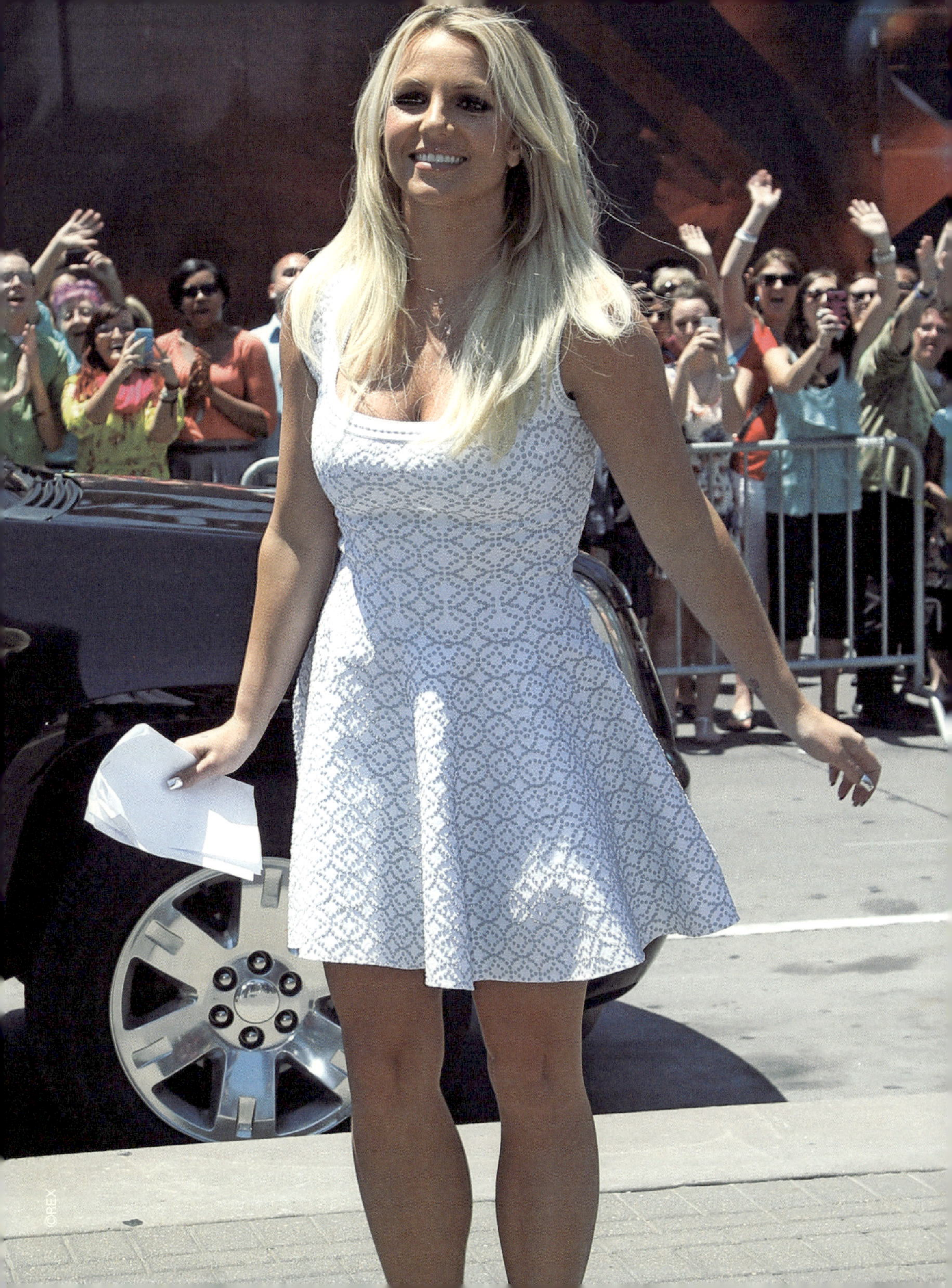
©REX

세로토닌 분비를 촉진하는 음식	유제품, 견과류, 당분이 적은 과일.
	모든 종류의 고기에는 트립토판이 많이 함유되어 있다. 그중에서도 돼지고기, 오리고기, 양고기 등에 많다.
세로토닌 분비를 촉진하는 활동	집 안이나 사무실 안에서 수시로 몸을 움직여 주자. 힘든 운동이 아니더라도 1시간 간격으로 가벼운 스트레칭을 하거나 주변을 돌아다니다 보면 가만히 앉아 있을 때보다 긴장도 풀리고 머리도 맑아지게 된다.
	낮에는 단 10분 만이라도 반드시 야외에 나가서 햇볕을 쬔다.
	음악을 듣고 노래를 크게 따라 부른다. 잘하든 못하든 자신이 좋아하는 노래를 크게 부르다 보면 기분이 맑아진다.

먹었다. 탄수화물은 최대한 줄이고 식사 사이에 허기로 말미암은 폭식을 막기 위해서 총 여섯 끼로 진행한 것이다.

브리트니는 오전에는 굳어진 몸을 풀기 위해 달리기, 러닝 머신 등 유산소 운동을 1시간 이상 했다. 오후에는 45분 이상의 근육 운동으로 근육량을 늘림으로써 기초 대사량을 높였다. 이처럼 규칙적인 운동을 일주일에 닷새 동안 엄격하게 실시했다.

또한 앨범 준비를 위해 춤을 하루 최소 2~3시간씩 연습함으로써 자연스럽게 완벽하고 탄력 있는 몸매로 돌아오게 되었다. 노래를 부르거나 자신이 쓴 글을 소리 내어 읽으면 세로토닌 분비를 촉진할 수 있다.

이러한 노력으로 브리트니는 다시금 전성기에 가까운 모습을 회복하게 되었다. 이제 예전보다 훨씬 안정감 있는 모습으로 살아가고 있으며 더는 추문도 들려오지 않는다. 하지만 브리트니는 여전히 폭식의 위협에 노출되면, 다시 요요 현상을 겪을지도 모른다. 그러나 자신의 재능을 살려 음악에 집중하고, 더불어 일상의 행복과 즐거움을 조금 더 깊이 알게 된다면 요요 현상도 어느 순간 멈출 것이다.

지속적으로 분비되며 우리의 몸을 가꾸어 주는 세로토닌을 믿어 보자. 순간의 희열과 열정만큼이나 일상이 주는 소소한 기쁨들을 마음껏 누리는 삶이기를, 그래서 언제 어디서나 아름답고 건강한 모습의 브리트니를 볼 수 있다면 좋겠다.

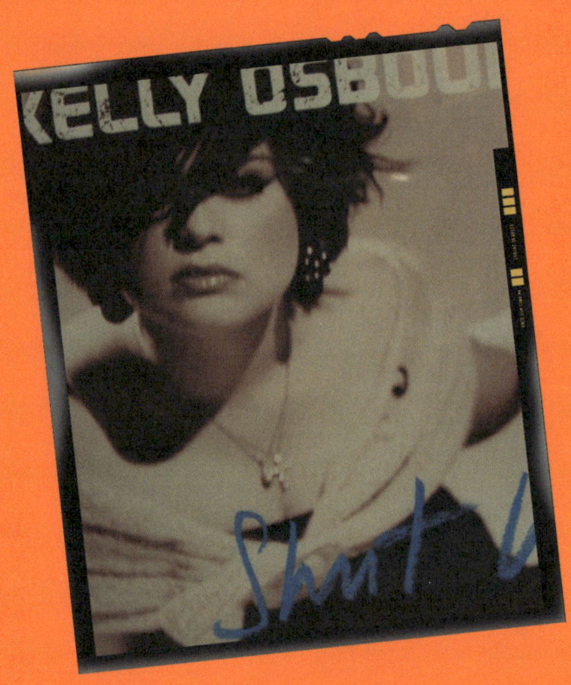

KELLY OSBOUR
Shut U

켈리 오스본

Kelly Osbourne

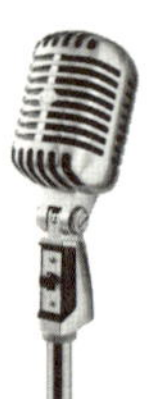

반항아를 바꿔 놓은
아주 특별한 선물

야생마처럼 강력한 10대 만능 엔터테이너

2002년 MTV 〈더 오스본〉을 통해 처음 이름을 알린 켈리 오스본. 〈더 오스본〉은 영국의 음악 가족을 주인공으로 한 MTV의 리얼리티 쇼이다. 4년에 걸쳐 오스본 가족의 삶을 보여 준 이 리얼리티 프로그램은 큰 인기를 끌었고, 에미상(Emmy Award: TV의 아카데미상이라 평가되는 미국 최대의 프로그램 콩쿠르상)을 받기도 했다.

이 프로에서 음악가의 둘째 딸로 출연한 켈리는 불같이 화끈한 성격을 가감 없이 보여 주어 주목받았다. 그녀는 늘 솔직하고 화통하게 자신의 마음을 드러냈다. 다소 건방진 듯하면서 걸쭉한 입담으로 거친 말들을 내뱉는 그녀는 보기에 불편하면서도 한편으로는 시청자들에게 대리 만족을 느끼게 했다. 평범한 일상을 살아가는 사람들에게 누구의 눈치도 보지 않고 솔직하게 자신을 드러내는 사람들은 부러움의 대상이 되기 마련이다. 누구나 솔직하게 자신의 마음을 표현하고 싶지만 실제로 실천하기에는 심리적 부담감이 따르기 때문이다. 이렇듯 켈리의 인기 비결은 바로 솔직함이었다.

켈리의 활동은 〈더 오스본〉에 그치지 않았다. 2002년 데뷔 앨범 〈Shut up!〉으로 빌보드 차트에서 1위를 차지했다. 제목부터 그녀의 성격을 보여주 듯이 도발적이고 반항적인 이미지를 드러내는 앨범이다. 켈리는 가수 활동과 동시에 라디오 방송의 디제이로도 활동하고, 연기자로서 드라마에 출연하기도 했다. 2007년에는 뮤지컬 〈시카고〉에 출연하여 춤과 노래 실력을 모두 인정받았다. 가수, 예능, 디자이너 활동까지 켈리는 종횡무진으로 활동하며 끼와 재능을 원 없이 펼쳤다. 하지만 이런 활발한 모습 뒤에 약물 중독으로 힘겨워하는 켈리가 있었다.

과체중이 불러온 약물 중독

평소 피자나 파스타 같은 고열량 음식을 좋아하던 켈리는 약간의 과체중 때문에 불만과 열등감을 느끼고 있었다. 그녀는 진통제(Painkillers)가 체중 조절에 도움이 된다는 소문을 믿고 약에 집착하게 되었다. 2004년에 그녀는 두 차례에 걸쳐 치료 시설에서 진통제 중독 문제를 치료받았는데, 두 번째 치료를 통해서야 비로소 자신의 문제가 해결되기 시작한다는 느낌을 받았다고 고백했다.

"다이어트를 위해 약물을 복용하기도 했어요. 하지만 효과가 오래가지는 못하더라고요."

이미 켈리는 2004년에 약 18kg을 감량한 적이 있다. 당시 켈리가 했던 다이어트는 '혈액형 다이어트(Blood Type Diet)'였다. 혈액형에 따라 맞춰진 약물과 식이요법을 병행하는 방법이다. 그러나 다이어트가 끝나자 금세 요요 현상이 찾아왔고, 켈리는 더욱 불안해졌다.

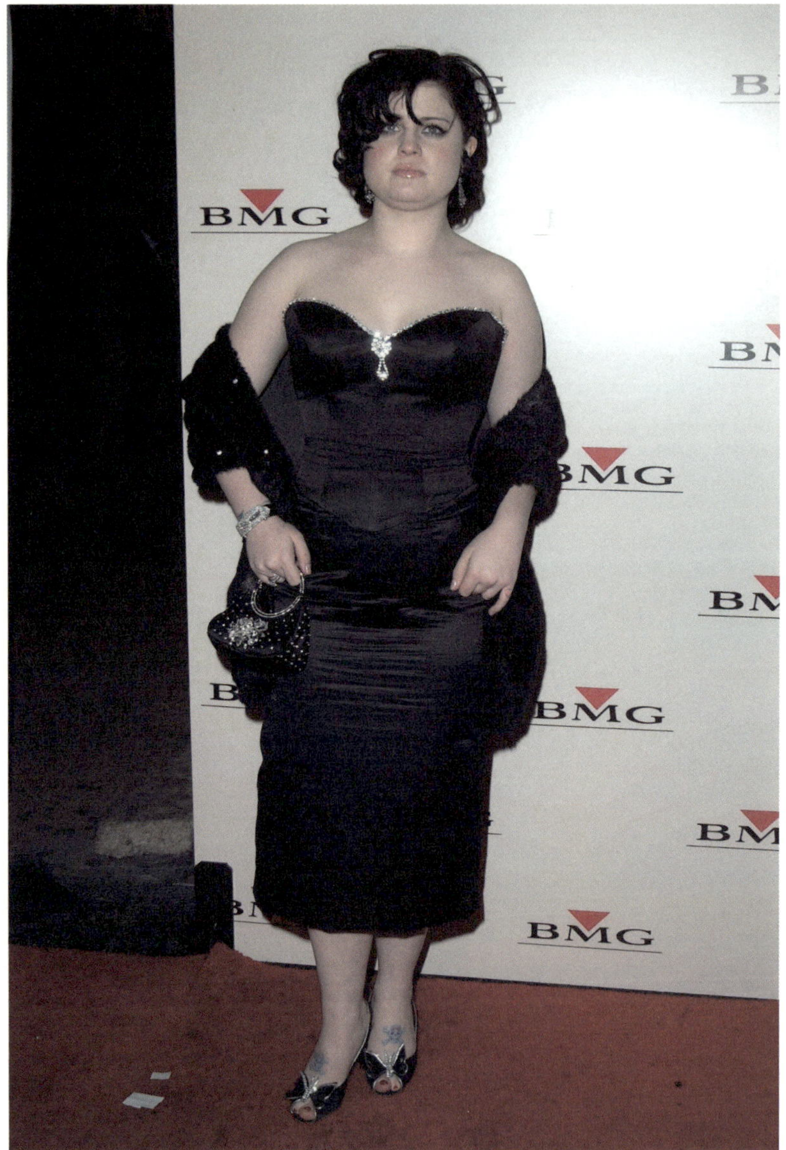

©REX

다이어트는 근본적으로 자신의 식생활 습관이 바뀌지 않고서는 지속적인 효과를 나타내기 어렵다. 특히 약물에 의지하는 것은 부작용의 가능성도 있기에 더욱 위험하다. 만능 엔터테이너로서 10대 때부터 대중의 사랑을 받는 스타로 성공한 켈리였지만, 정작 자신의 몸을 관리하고 돌보는 일에는 서툴렀고 스스로 더 큰 상처를 받게 되었다. 정상의 스타에게도 다이어트는 쉽지 않았던 것이다.

✚ 김명찬의 심리 토크

도전과 다이어트

명문가의 어린아이들이 가장 먼저 배우는 것은 큰 책임을 지기 위해 고통스럽게 자신을 훈련하는 일이라고 한다. 책임이 클수록 수반되는 고통이 크다. 유명한 셀러브리트가 되려고 노력하거나, 몸을 아름답게 가꾸는 것 역시 마찬가지라 할 수 있다. 영광이 큰 만큼 고통이 수반된다. 성장하는 데는 인정하긴 싫지만 늘 고통이 수반된다. 힘든 일이 생길 때, 마음껏 아파하되 자신을 비하하지는 말자.

인생을 바꾼 쇼

2009년 약물 중독 재활 치료가 성공적으로 이루어지자 켈리는 전과 달리 절제와 책임감 있는 행동을 할 수 있게 되었다. 그 계기 중 하나가 댄싱 프로그램인 〈Dancing with the Stars〉였다. 이 프로그램은 스타들이 프로 댄서들과 한 조를 이루어 정기적으로 댄스를 선보이고 순위를 매기는 리얼리티 쇼이다.

켈리는 댄서 루이스 판 암스텔과 한 조가 되어 10주 동안 매일 6시간씩 댄스 연습을 하게 됐다. 하루 6시간이라는 연습량은 프로 댄서라 하더라도 소화하기 어려운 힘든 과정이다. 그러나 켈리는 파트너의 꾸준하고 엄격한 지도를 통해 자신의 한계를 뛰어넘었다. 모든 훈련을 마치고 10주 후, 켈리가 속한 팀은 3위의 영광을 안았다.

더불어 혹독한 훈련을 거친 켈리의 몸은 어느새 날씬하고 아름다운 몸매로 변화돼 있었다. 켈리는 성공적으로 체중을 감량한 것이다. 하지만 더욱 놀라운 것은 켈리가 프로그램이 끝난 후 1년이 지나도록 체중의 변화 없이 몸매를 유지하고 있다는 사실이다.

밑바닥에 있던 건 다름 아닌 우울증

〈Dancing with the stars〉의 다른 출연자들 역시 이 프로그램을 통해 체중을 감량했지만 프로그램이 끝나고 얼마 지나지 않아 예전의 체중으로 돌아가는 요요 현상을 겪었다. 반면에 켈리는 바 메소드(Bar Method)라는 프로그램을 매주 3회 60분씩 실행하면서 자신의 체형을 관리했다.

바 메소드는 1950년대 말 독일의 무용수에 의해 고안된 운동 프로그램으로 요가, 발레, 필라테스 등의 운동에서 체중과 체형을 잡아 주는 핵심적인 동작들을 변형해 적용한 프로그램을 말한다. 단기간에 체중을 줄이고 예쁜 몸매를 만들고 싶어하는 사람들에게 좋다.

켈리 오스본의 바 메소드 프로그램 특징	체형을 잡아 주는 데 초점을 둔 운동법이다.
	체형을 잡아 주는 스트레칭 동작과 가슴, 허벅지, 복근 등 근육 발달을 위한 근력 운동, 유산소 운동 등의 효과를 복합적으로 볼 수 있는 프로그램이다.
	발레의 몸풀기 동작을 활용하여 체형을 잡아 준다.
켈리 오스본의 바 메소드 운동 순서	**Step 1** 간단한 준비 운동을 통해 심박동을 올리고 근육을 따뜻하게 풀어 준다. **Step 2** 가벼운 중량의 운동 기구로 상체 운동을 한다. **Step 3** 상체 운동 중 팔 굽혀 펴기, 스트레칭 동작을 할 때 발레 바를 사용하여 진행한다. **Step 4** 엉덩이, 허벅지 등 중심 부위를 키우는 하체 운동을 할 때는 상체보다 오랜 시간 동안 실시한다. **Step 5** 중심 운동을 할 때 매트나 발레 바 등을 이용한다. **Step 6** 스트레칭으로 마무리한다.

"매일 운동한다는 것은 끔찍하게 힘들고 지루한 일이에요. 일주일에 3회, 60분 정도 운동하고 나면 몸이 가뿐해진답니다. 그 정도만 해도 충분해요. 이제는 운동에 중독된 것 같아요."

켈리는 프로그램이 진행되는 동안만 자신을 관리한 것이 아니라 이후에도 자발적으로 음식을 조절하며 운동에 몰입했다. 이러한 변화가 가능하다는 것은 그녀의 삶이 근본적으로 바뀌었다는 것을 의미한다.

"저는 10대 때부터 우울 증세가 있었어요. 기분을 달래기에는 피자만 한 것이 없었죠. 우울한 날이면 피자 한 판을 시켜 놓고 기분이 풀어질 때까지 혼자 다 먹어 버리곤 했어요."

켈리는 어려서부터 느꼈던 우울함을 없애기 위해 주로 먹을 것을 선택했다. 이런 현상을 정서적 이유로 먹는 증세, 즉 '정서적 식욕(Emotional Eater)'이라고 한다. 정서적 식욕은 우울할 때 그 기분을 어떻게 조절하고 풀어내야 하는지 모르는 사람이 자주 하는 방법이다. 그래서 먹을 것에 의존해 음식을 섭취하며 느끼는 행복감으로 이를 대신하는 것이다.

켈리가 이 증세를 치료할 수 있었던 것은 약물 중독 치료 과정 덕분이다. 중독 문제를 치료하는 클리닉에서 공통으로 진행하는 프로그램 중 자신의 감정을 말이나 글로 표현하는 과정이 있다. 될 수 있으면 자기 마음속에 있는 부정적인 감정들을 억압하거나 숨기지 않고 그대로 드러내도록 돕는다.

그중에서도 가슴 속에만 숨겨 놓은 상처가 있다든지 다른 사람들에게는 차마 말

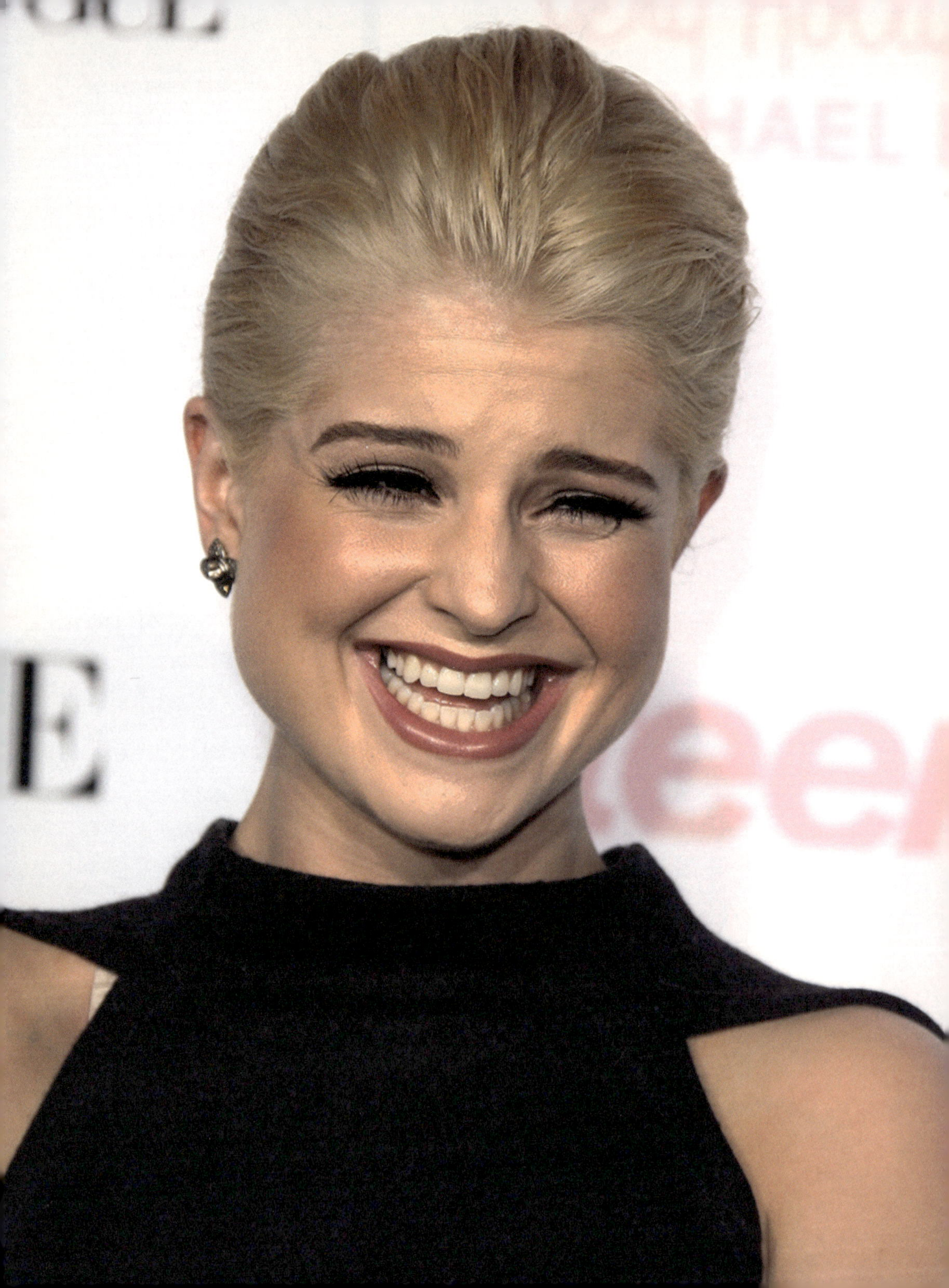

할 수 없는 사건에 대해서는 특별히 신중하고 안정된 분위기에서 말하도록 한다. 이 과정을 통해 스트레스를 마음속에 담아 두지 않고 밖으로 표출하는 연습을 하게 되면 스트레스를 받는 상황에서 음식이나 약물 등 일시적 쾌락을 찾아 스트레스를 푸는 습관이 줄어들게 된다.

자신의 문제에 대해 부끄러워하거나 숨기지 않고 전문가들의 도움을 받음으로써 그녀는 중독에서 빠져나올 수 있었다. 마음의 문제로부터 놓여나니 몸을 관리하기가 쉬워지게 된 것이다. 켈리 오스본은 과거에는 엄두를 내지 못했던 운동이며 식이요법을 이제는 좀 더 쉽고 가벼운 마음으로 할 수 있게 되었다.

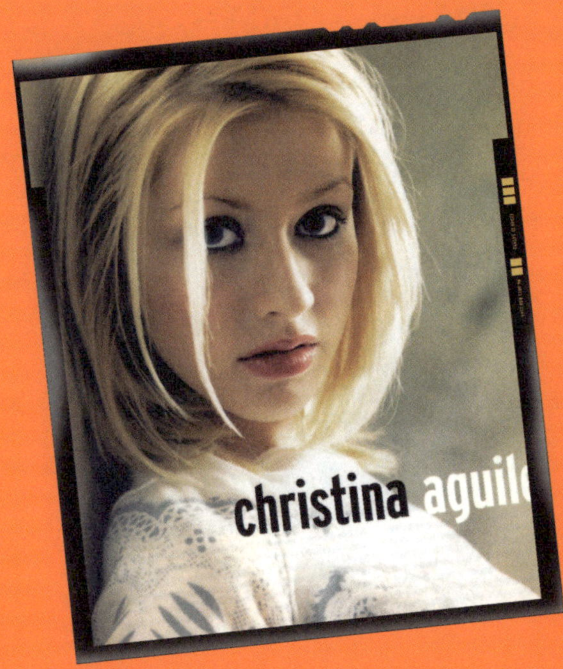
christina aguilera

크리스티나 아길레라

Christina Aguilera

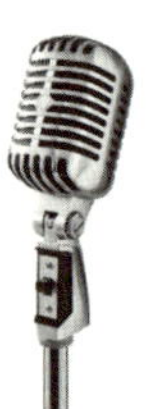

느슨함과 불편함이
만들어 낸 디바의 몸매

그녀는 처음부터 디바였다

가냘픈 몸매에 긴 다리, 작은 체구에서 뿜어져 나오는 나이를 믿기 어려울 정도의 폭발적인 가창력. 남성과 여성 팬 모두의 사랑을 얻고 13세에 이미 '디바'라는 호칭을 들었던 소녀. 크리스티나 아길레라이다.

아길레라는 디즈니 채널의 버라이어티 쇼 〈The Mickey Mouse Club〉을 통해 처음 재능을 선보였고, 청소년기에 다양한 활동을 통해서 음악성을 인정받았으며, 1998년 애니메이션 영화 〈뮬란〉의 OST에 참여하였다. 이때 불렀던 곡 〈Reflection〉은 골든 글로브상(Golden Globe Award) 영화 삽입곡 부문 후보에 오를 정도로 큰 인기를 끌었다. 〈Reflection〉은 우리나라에서도 큰 인기를 끌었는데, 가창력 뛰어난 가수 박정현이 〈영원까지 기억되도록〉이라는 제목으로 번안해 불러 이슈가 되었다.

그 후 앨범 사와의 정식 작업을 통해 자신의 이름을 딴 첫 번째 앨범을 발표하면서 크리스티나 아길레라의 이름이 대중들에게 알려지게 됐다. 첫 번째 앨범에서 세 곡이 빌보드 차트 100위권 안에 들어가고, 그 중 한 곡은 빌보드 차트 3위에까지 올랐다. 2000년에는 대중과 비평가들로부터 고르게 인정을 받으며 그래미상

(Grammy Award)에서 '최고 신인상'을 수상했다.

아길레라는 단순히 가창력 좋은 가수에서 만족하지 않았다. 계속해서 이미지 변신을 위해 노력했다. 여성성을 강조하거나 섹스 어필을 위해 파격적인 변신을 하기도 했다. 특히 아길레라는 데뷔 초부터 늘 브리트니 스피어스와 비교되곤 했기 때문에 브리트니와의 차별성을 위해 많은 노력을 기울였다.

아길레라는 계속해서 날씬하고 건강한 자신을 보여 주기 위해 개인 트레이너와 함께 꾸준하게 운동과 식이요법을 병행했다. 뛰어난 음악적 재능과 철저한 자기관리로 대중의 인기와 사랑을 받으면서 그녀는 자신을 잘 표현해 줄 음악에 더욱 가깝게 다가서고 있다.

두려움과 불안함이 이끌어 낸 사회 참여

크리스티나 아길레라는 활발한 사회 참여 활동으로도 유명하다. 그녀는 사회 운동 단체 몇 곳에서 대변인으로 활동하고 있다. 대표적으로는 'LGBT(성적 소수자들을 일컫는 용어. Lesbian, Gay, Bisexual, Transgender)' 단체의 후원자로 활동한다. 자신의 곡 〈Beautiful〉 뮤직 비디오에 성적 소수자를 등장시키고 옹호의 메시지를 담기도 했다. 그 밖에도 환경 운동, 동물 보호 협회, 여성 암 지원 등과 관련한 다양한 분야의 사회사업에 동참한다.

아길레라가 이토록 사회 참여 활동을 열심히 하는 것은 그녀가 성장한 환경과 관련이 있다. 아길레라 자신이 그렇게 행복한 환경에서 성장하지 못했기 때문이다. 폭력적인 성향이 있는 군인 출신의 아버지 밑에서 자라면서 그녀는 매우 불행하고 두려웠다고 말한다. 실제로 아길레라는 앨범 중 몇 곡은 자신과 어머니가 폭력적인 아버지와의 관계에서 겪어야 했던 두려움과 불안감을 노래로 만든 것이다. 자신이 성장하면서 겪은 아픔이 있었기에 아프고 소외된 다른 이들을 이해하고 그들을 돕고자 하는 마음으로 활발한 활동을 하는 것이다.

숨 쉴 곳은 남겨 둬야지

간혹 다이어트를 계획하면서 너무 빡빡하고 힘든 일정으로 자신을 압박하는 사람들이 있다. 하루도 거르지 않고 유산소 운동, 근력 운동, 유연성 운동, 철저한 식이요법 등……. 물론 빡빡한 일정은 다이어트에는 효과적이다. 하지만 이러한 힘든 계획은 현실성이 떨어지고 오래가기도 힘들다. 어떤 일이든 하다 보면 쉬는 시간도 필요하고 때로는 예외적인 선택도 필요한 게 사람이다. '멀리 가려면 쉬어 가라.'라는 말이 괜히 있는 게 아니다. 너무 엄격하고 예외 없는 적용은 사람들로 하여금 피로를 느끼게 하고 몸을 무겁게 만든다. 더불어 더는 계획성 있는 활동 자체가 힘들게 된다. 다른 일들이 그러하듯이 다이어트도 장기적인 관점에서 계획을 세우는 것이 필요하다.

크리스티나 아길레라도 개인 트레이너와 함께 적지 않은 시간을 운동에 들이고, 철저한 식단으로 자기 몸을 관리하고 있다. 다이어트를 하는 셀러브리티들은 일주일에 5일은 철저한 식단과 운동을 병행하지만 주말 동안에는 대개 느슨하게 휴식을 취한다. 일주일 내내 휴식 없이 운동과 식이요법을 병행하다 보면 피로감이 누적되어 오히려 역효과가 날 수 있다는 것을 경험적으로 알고 있기 때문이다. 주말 동안에는 주중에 먹지 못했던 아이스크림이나 파스타도 즐기고, 조금 느슨하게 소파에 누워서 시간을 보낸 것이다. 이런 시간을 통해서 자신에게 일종의 상을 주는 것이다.

　　　　　　　"일주일 동안 힘들게 노력했으니 지금은 충분히 잘 쉬자. 내일부터는 또다시 힘을 내서 나의 한계에 도전하는 거고. 자, 파이팅!"

일을 할 수 있을 때 온 힘을 다해서 극한까지 자신을 밀어붙이되 쉴 수 있을 때는 최대한 편안하게 쉬면서 자신에게 자유를 주는 과정을 반복하면 몸도 마음도 점점 강해지고 견고해지는 것을 경험을 할 수 있다.

18킬로그램 감량의 비밀

　　　　　　　프로페셔널의 특징은 어떤 상황에서도 자신의 전문성을 발휘할 수 있는 역량을 갖추는 것이다. 그런 면에서 볼 때 크리스티나 아길레라는 프로페셔널의 역량을 잘 갖추고 있다. 서두르지 않고 자신의 페이스에 맞게 자신을 관리할 줄 알기 때문이다. 그녀 역시 다른 사람들처럼 먹는 것을 즐긴다.

　　　　　　　"저는 먹는 것을 굉장히 좋아해요. 그래서 때로 제가 정말 좋아하는 파스타와 같은 고탄수화물 음식을 먹는답니다. 물론 그 후에는 더 많은 시간을 운동에 매진하죠. 아무튼 제가 좋아하는 음식을 참는다는 것이 쉬운 일은 아니에요."

자신을 스스로 절제하는 것은 누구에게나 어렵고 힘들다. 하지만 멈추지 않고 성장하는 사람들의 특징은 쉼과 일의 경계가 분명하다는 점이다. 쉴 때는 확실하게 쉬

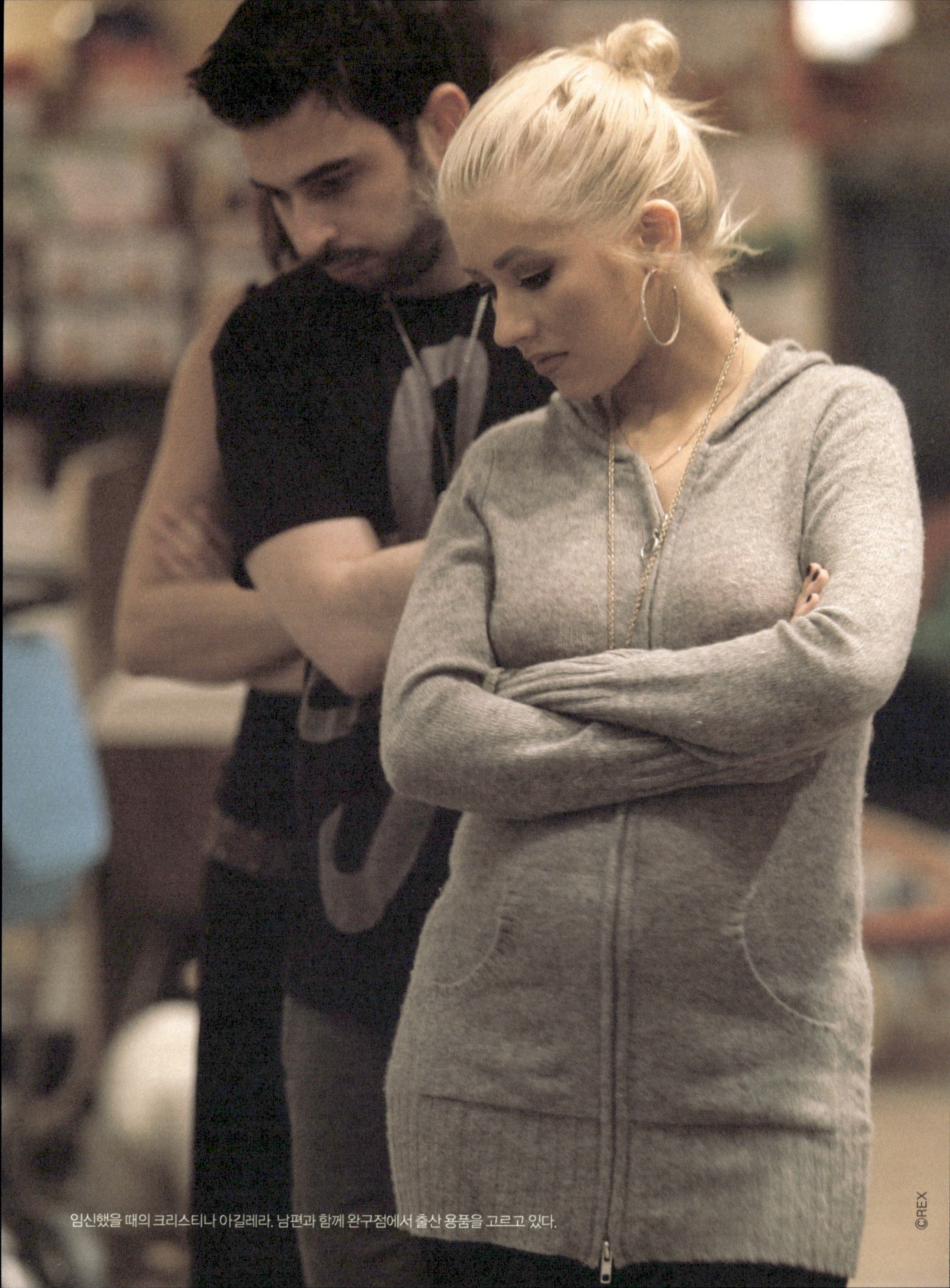

임신했을 때의 크리스티나 아길레라. 남편과 함께 완구점에서 출산 용품을 고르고 있다.

크리스티나 아길레라의 주중 **추천 음식**	채소/ 과일/ 생선과 해산물/ 시리얼과 현미/ 견과류/ 식물성 지방
크리스티나 아길레라의 주중 **금지 음식**	우유, 크림, 아이스크림 등의 유제품/ 돼지고기와 쇠고기/ 버터/ 치즈/ 가공 육류(햄, 소시지 등)/ 동물성 지방

는 것 자체에 몰두하고, 일할 때에는 집중력을 발휘하여 일에 매진한다. 이러한 분명한 경계가 있기 때문에 어려운 일도 지속해서 하는 힘을 가지게 된다. 요요 현상을 경험하면서도 다이어트에 성공하고, 새로운 앨범으로 활동할 때마다 아름다운 몸매를 자랑할 수 있는 것도 결국에는 자신을 스스로 장기적으로 관리할 수 있는 여유에서 나온다.

한 주간 동안 다이어트를 실시하면서 금지 목록은 철저하게 섭취하지 않았고, 오로지 추천 목록에 있는 음식만 섭취했다. 물론 주말이 되면 이러한 규칙에 약간의 예외를 두었다. 주말에는 쉬고 주중에는 강도 높은 운동과 식이요법을 병행하는 이러한 다이어트, 과연 효과적일까? 정답은 '매우 효과가 있다.'이다.

아길레라는 2008년 아들 맥스를 낳은 뒤 4개월 동안 위와 같은 다이어트를 통해서 무려 18kg 이상을 감량했다.

"하루에 90분씩 유산소 · 근력 운동, 스트레칭 등을 하고, 식사는 철저하게 저탄수화물, 지방이 적은 고단백 위주로 먹어요. 주말에는 이런 원칙들을 조금 느슨하게 하면서 쉬죠. 이 계획으로 지난 4개월간 18kg 이상을 뺄 수 있었어요. 중간에 쉴 수 있다는 게 오히려 지속적으로 할 수 있는 동기부여가 됐어요."

4개월간 18kg 이상을 감량하는 힘든 계획에도 크리스티나 아길레라는 서두르거나 긴장의 끈을 세게 조이지 않았다. 오히려 길게 생각하면서 주말에도 몸과 마음을 너그럽게 쉴 줄 알았던 셈이다. 이런 과정을 통해서 새로운 에너지를 충전하고 월요일부터는 다시금 강도 높은 계획 속에 자신을 집어넣을 수 있게 되는 것이다.

가장 먼저 바꾸어야 할 것은 시스템

다이어트를 하려는 사람들이 가장 흔하게 부딪히는 저항은 '현상 유지의 함정'이다. 현상 유지의 함정이란 변화하기보다는 현재 상황을 유지하는 것이 자신에게 훨씬 더 유리하다는 생각을 하는 것을 의미한다.

알기 쉬운 예가 바로 장기 기증이다. 미국 시민에게 설문 조사를 해 보면 장기 기증에 대해 매우 호의적인 태도를 보이고 있음을 알 수 있다. 하지만 프랑스, 벨기에, 오스트리아와 같은 유럽 국가들보다 미국의 장기 기증률은 훨씬 낮다. 그 이유는 앞서 언급된 유럽 국가들은 '장기를 기증하지 않을 경우'에 서명을 하게 되어 있고, 미국은 '장기 기증을 원할 경우'에 서명을 하기 때문이다.

서명이라는 행동은 자기 스스로 어떠한 변화를 선택한다는 것을 의미한다. 그런데 서명하는 과정에서 자신의 의견을 밝히고 서명도 해야 하고, 이런저런 서류 절차를 밟아서 등록하는 과정이 매우 까다롭고 귀찮게 느껴진다. 그렇기 때문에 결국 자신의 기증 의사와 상관없이 사람들은 변화를 위한 행동을 늦추게 되는 것이다. 참고로 장기 기증을 원하지 않으면 등록 절차를 밟도록 한 대다수 유럽 국가들의 장기 기증률은 무려 98%에 해당한다. 즉 국민의 의식 수준과 관계없이 초깃값을 무엇으로 설정하느냐에 따라 변화가 나타나는 것이다.

다이어트의 성공과 현상 유지의 함정은 의미하는 바가 크다. 초깃값을 어떻게 설정하느냐에 따라서 쉽사리 다이어트에 성공할 수도 있고 실패할 수도 있다. 말하자면 초기 설정을 '다이어트를 잘할 수 있는 시스템이나 환경'으로 구성해야 한다.

다이어트와 관련해서 이러한 초기 설정을 잘 하는 나라가 바로 미국이다. 나라 전체의 비만율이 높아지게 되면 그만큼 국가 재정과 경쟁력에 부정적인 영향을 미친다. 그래서 어린이들을 비만의 위험으로부터 보호하기 위해 국가 차원의 노력을 다하고 있다. 그 대표적인 예가 '학교 내 탄산음료 판매 금지' 안이다. 학교 내에서 원칙적으로 설탕과 탄산이 함유된 음료의 판매를 중지하도록 강제하는 법안이다. 살을 빼지 못하고 유혹에 쉽게 넘어가는 사람을 비난하는 것이 아니라 그들의 몸에 부정적인 영향을 주는 음식물을 좀 더 쉽게 멀리할 수 있는 시스템을 만드는 것이 초점이다.

불편해야 산다

크리스티나 아길레라 역시 시스템과 환경을 바꾸어서 다이어트를 성공으로 이끌었다.

"냉장고 안에 있는 밀가루, 설탕 등 모든 흰색 음식을 내다 버렸어요. 다음으로는 개인 트레이너와 가까이에서 함께 생활하며 매일 같이 운동했어요. 개인 셰프도 있어서 다이어트에 좋은 저탄수화물, 고단백의 음식을 먹을 수 있었죠. 냉장고에서 모든 종류의 가공식품이 사라지자 유혹이 확실히 줄어들더군요."

대부분의 셀러브리티들처럼 크리스티나 아길레라도 한 번에 먹는 양을 줄이기 위해서 식사와 간식을 병행한다.

우리 같은 일반인들이야 개인 셰프나 트레이너를 두기 어렵지만, 아길레라처럼 냉장고에서 가공식품이나 흰색 음식, 지방이 많은 음식물을 없애는 것은 누구나 할 수 있는 일이다.

다이어트에 성공하려면 몸에 부담되는 음식을 먹는 과정 자체가 불편해져야 한다. 그런 시스템을 만들어 두게 되면 다이어트 하는 일이 조금씩 쉬워진다. 일단 냉장고나 싱크대 보관함에 과자나 아이스크림이 전혀 없다면 당신은 라면

크리스티나 아길레라의 다이어트 식단	아침_ 스크램블 에그, 통밀 머핀 간식_ 과일 점심_ 통밀빵으로 만든 참치 샌드위치 간식_ 체다 치즈 저녁_ 풍성한 샐러드를 곁들인 치킨 또는 생선 한 번에 먹는 양을 줄이기 위해서 식사와 간식을 병행한다.
크리스티나 아길레라의 다이어트 운동	- 유산소운동 : 트레드 밀이나 엘립티컵을 이용해 운동(40분 소요) - 근력 운동 : 이두근·가슴 운동, 팔 굽혀 펴기, 런지, 크런치 300회 등을 번갈아 가며 실시(40분 소요) - 스트레칭 : 온몸의 근육을 풀어 주는 것으로 마무리(10분 소요) 전담 트레이너와 함께 매일 총 90분 동안 운동하며 주말에는 휴식을 취한다.

이나 아이스크림 대신 사과 한 알을 베어 먹고 잠들게 될 것이다. 또 당신이 사는 곳이 교통이 불편한 지역이라면 많이 걸을 수 있기 때문에 아주 좋다. 다이어트를 하려면 자가용보다 대중교통을 이용하는 게 훨씬 유리하다.

위의 설명을 바꾸어 말하면 다이어트에 가장 치명적인 적은 너무 편안한 환경이다. 건강하고 날씬한 몸을 유지하기 원한다면 나의 삶에서 좀 더 불편해져야 하는 부분이 어떤 것인지를 생각해 봐야 한다.

다이어트에 계속해서 실패했다면 먼저 자신의 환경을 살펴보자. 모든 것에는 대가가 따른다. 불편함에도 대가가 있다. 편안해질수록 몸은 비대해지고, 불편해질수록 몸은 가벼워진다. 크리스티나 아길레라처럼 많이 불편하게 살자.

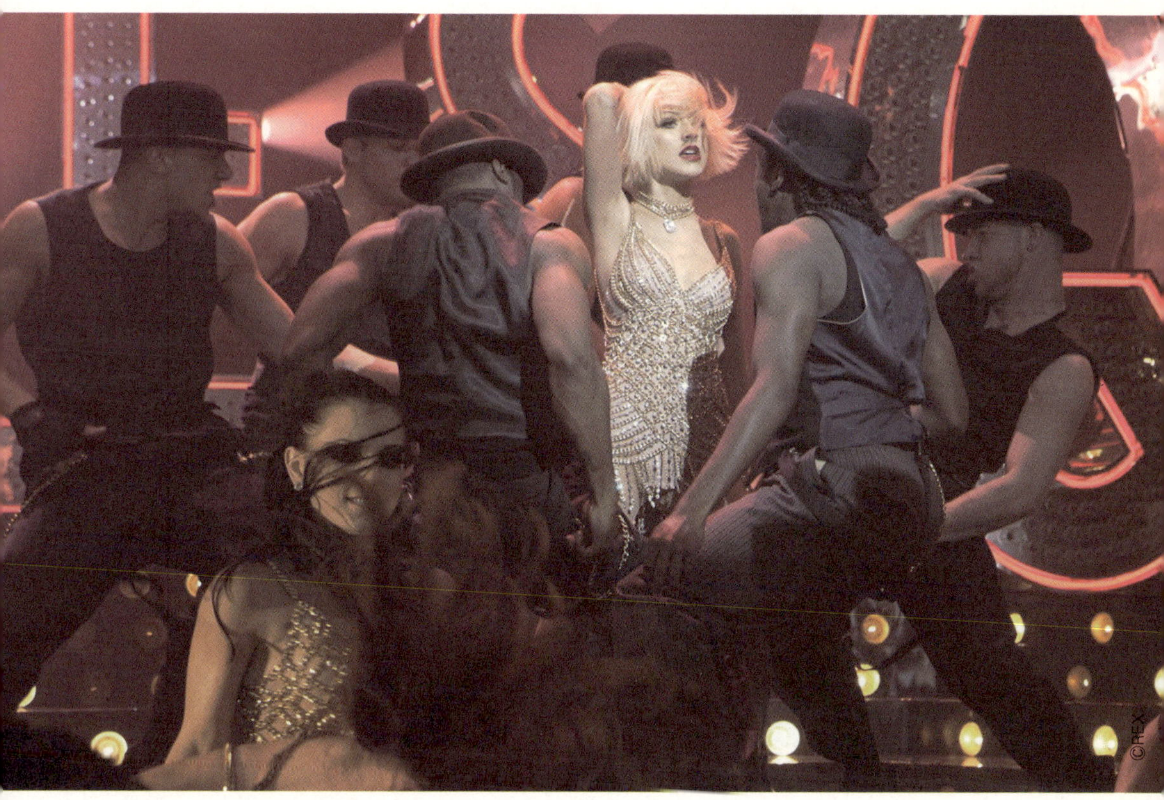

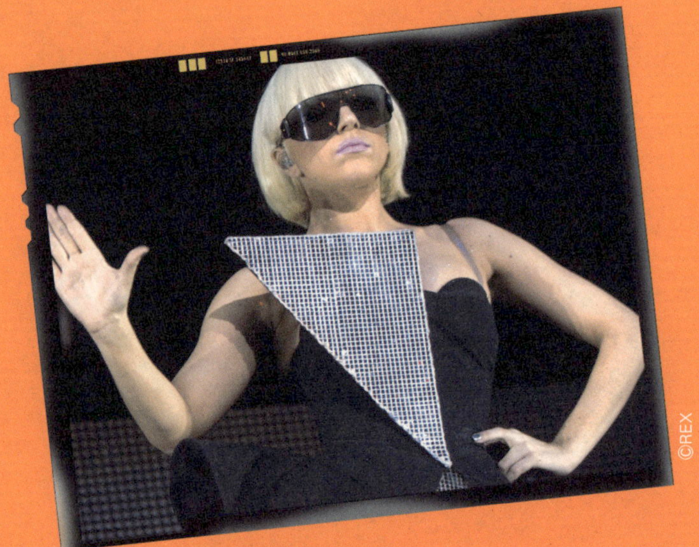

Lady GaGa

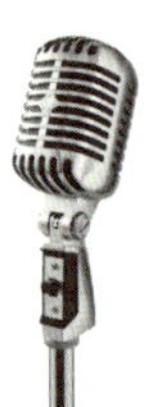

다이어트에도
브레이크가 필요해?!

가장 독특하고 파격적인 싱어 송 라이터

미국에서 가장 독특한 가수를 꼽으라면 모두가 주저 없이 그녀를 지목할 것이다. 레이디 가가!

세계에서 가장 파격적인 의상과 화려한 무대로 늘 이슈를 만들어 가는 그녀. 그룹 퀸이 연주하는 록 음악(레이디 가가의 개성 있는 이름은 퀸의 노래 중 〈Radio GaGa〉의 제목에서 따온 것이다.)을 자신의 음악적 영감으로 삼고 있는 그녀는 팝의 계보를 잇는 여성 가수로 인정받고 있다.

그런 그녀에게 어느 날 큰 사건이 일어났다. 바로 세계 투어 콘서트 라이브 무대에서 공연 중 쓰러진 것이다. 늘 강인한 이미지의 레이디 가가였기에 팬들의 충격은 아주 컸다. 레이디 가가가 쓰러진 이유는 더욱 충격적이었다. 바로 다이어트 중독이었다.

다이어트 중독은 폭식증과 거식증 등 식이 장애를 동반한다. 체중 감소를 위해 늘 노력하지만 사회적 이상형인 마른 체형에 미치지 못한다는 생각에 늘 불안해한다. 영양실조와 생활 기능에 장애를 일으키는 병인 '기능 장애(Functional Disturbance)'로 이어지기도 한다. 메뉴를 선정할 때 과도하게 엄격해지고, 지쳐 쓰러질 때까지 운동하기도 하며, 일부러 먹은 음식물을 토하기도 한다. 심지어는 식욕억제제를 먹거나 설사제, 이뇨제 등을 남용하는 등 심각한 문제로 발전하게 된다.

레이디 가가의 다이어트 중독은 언론의 도마 위에 올랐다. 그녀의 전 매니저는 이런 증언까지 했다.

"2009년 한 해에만 극단적인 다이어트(Extreme Diet)로 인해 여섯 번이나 병원 신세를 졌어요. 정크푸드에 집착하다가도 공연에 입을 옷을 위해서라면 몇 주간 거의 굶다시피 했어요. 그리고 마침내 그 옷을 입었죠."

불안정한 상태였던 레이디 가가는 단 몇 주 만에 절식해 10kg가량을 빼기도 하고, 때로는 폭풍처럼 햄버거와 정크푸드를 먹기도 했다. 조금이라도 날씬한 체형을 갖겠다는 욕심이 도를 넘으면서 병적인 집착의 수준으로 발전하게 된 것이다.

파격적인 퍼포먼스, 파격적인 스트레스

뉴욕 출신인 레이디 가가는 대학에서 작곡을 전공했다. 10대 초반부터 사람들 앞에서 피아노 연주하는 것을 즐겼고 무대 위에 설 때 행복감을 느꼈다. 학창 시절을 함께 보냈던 지인들은 레이디 가가가의 음악에 대한 열정과 사랑이 대단했다고 말한다.

"스테파니(레이디 가가의 본명은 Stefani Joanne Angelina Germanotta이다.)는 착실한 학생이었어요. 또 남학생

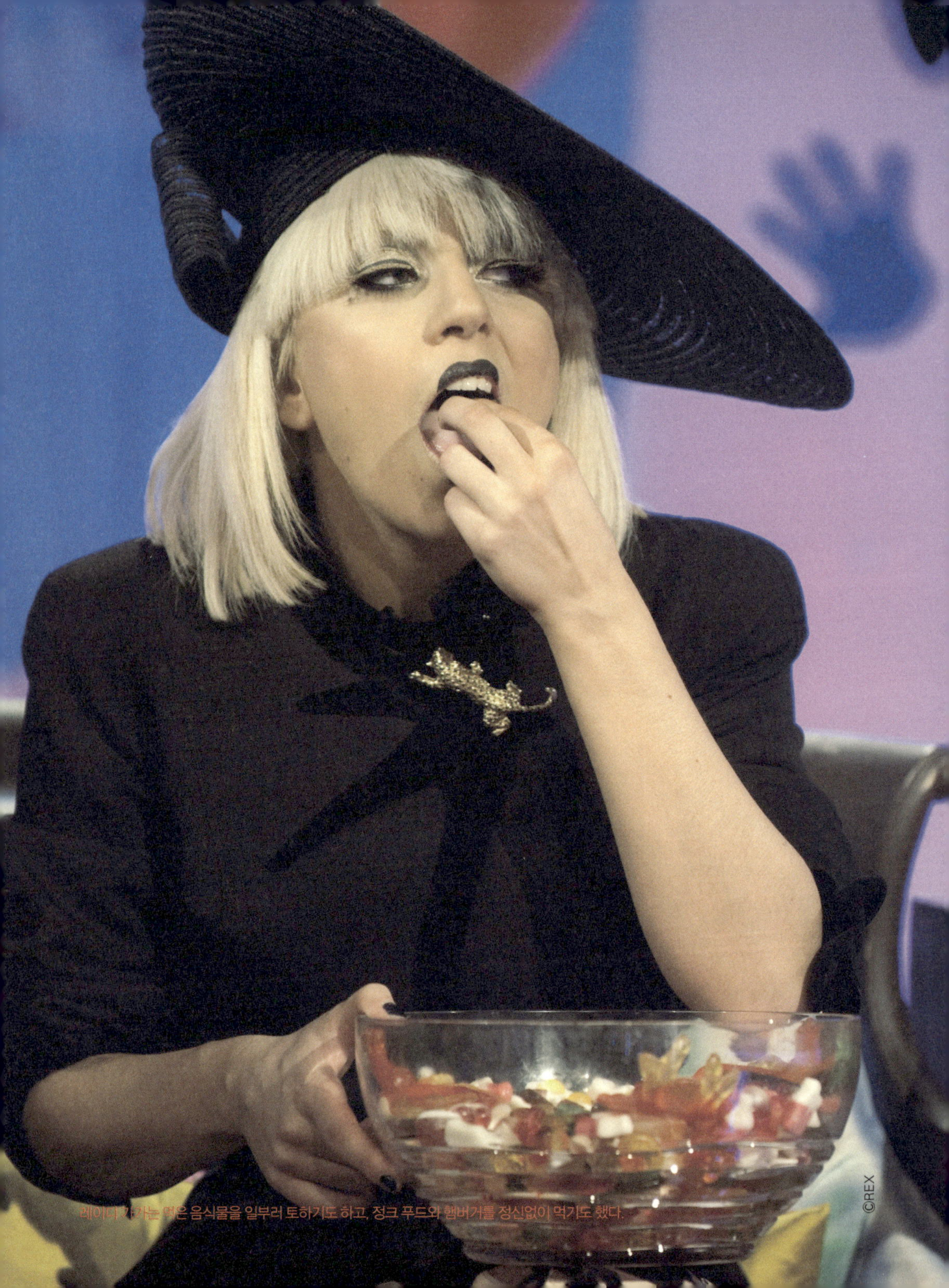

레이디 가가는 먹은 음식물을 일부러 토하기도 하고, 정크 푸드와 햄버거를 정신없이 먹기도 했다.

©REX

들을 많이 좋아했죠. 하지만 무엇보다도 그녀가 좋아했던 건 바로 음악이었어요."

레이디 가가는 대학을 조기 졸업하고 뉴욕 대학의 예술학부에서 음악을 공부하였다. 음악과 작사에 깊이 몰두했던 그녀는 자신의 음악적 재능에 대해 자신감을 갖게 되었다. 친구들과 팀을 조직해 클럽에서 퍼포먼스를 하고, 곡을 만들게 되면서 대형 음반사에도 이름이 알려지기 시작했다. 2007년에는 당시 최고의 팝 스타 브리트니 스피어스에게 곡을 주기도 했다. 그렇게 인지도를 높여 가다가 드디어 가수로서 데뷔하기에 이르렀다.

2008년 발표한 첫 앨범은 기대 이상의 성공을 가져다주었다. 빌보드 차트를 비롯해 각종 음원 순위에서 상위권을 휩쓸었고, 그래미상도 수상했다. 그녀가 단기간에 대형 가수로 성공할 수 있었던 데에는 남다른 퍼포먼스가 중요한 역할을 했다. 독특하고 현란한 무대 의상과 장치들은 레이디 가가의 무대를 색다르게 보이게 하였다. 때로는 반 누드(Semi-Nude) 차림으로 무대에 서기도 하고, 거품으로 된 의상을 입고 나와서 공연을 펼치기도 했다. 이런 파격적인 의상을 고집하다 보니 레이디 가가는 자연스럽게 자신의 몸매에 대해 강박관념에 가까운 관심을 기울이게 됐다. 항상 몸매가 모두 드러나는 의상을 입으려니 언제나 마른 몸매를 유지해야 한다는 병적인 집착이 생긴 것이다.

타고난 음악성으로 가요계에 혜성처럼 등장한 레이디 가가였지만 늘 마음이 불안하고 조급함에 사로잡혀 있었다. 성공에 대한 압박감, 완벽한 무대를 선보이겠다는 욕심이 오히려 그녀의 건강을 갉아먹은 것이다. 성공에 대한 지속적인 압박감과 스트레스는 마음에만 머물지 않고 몸을 공격하게 된다. 성인병의 원인이 되기도 하고 심히면 식사 행동과 체중에 대해 이상을 보이는 증세인 식이장애와 연결되기도 한다.

끔찍한 다이어트 중독과 폭식–
이제 탈출하고 싶어!

다이어트 중독으로 폭식 증세를 가지고 있었던 레이디 가가는 매우 불안정한 식생활을 했다. 그녀의 신경성 병적 과식은 다이어트 중독으로 이어졌다. 심리적 괴로움과 불안감을 달래기 위해서 짧은 시간 안에 병적으로 음식을 먹어 대고 잠시 후면 화장실로 달려가 먹은 음식을 억지로 토하는 것이다. 조금만 마음에 여유를 가지면 충분히 예방하고 피할 수 있을 것만 같은데 실제 이런 증상에 시달리는 사람들에게 다이어트 중독이란 쉽게 나을 수 없는 병이다. 심리적 문제가 해결되지 않고서는 계속해서 반복될 수밖에 없다.

이런 상황에서 자기 몸을 돌보고 몸에 대한 책임을 다하는 방법의 첫 번째는 바로 자신이 그러한 병에 걸려 있음을 알고 '인정'하는 일이다.

"저는 다이어트 중독에 빠졌어요. 때로 참을 수 없는 욕구를 어쩌지 못해 마구잡이로 음식을 먹고, 금세 죄책감에 시달려 먹은 음식을 다 토하곤 합니다. 이제 점점 수치스럽고 비참한 마음이 들어요. 더는 마음과 몸을 괴롭히고 싶지 않습니다. 제가 어떻게 해야 이 병으로부터 탈출할 수 있을까요?"

고통스러운 일이지만 이렇게 상해 가는 자기 자신을 '인정'하는 것이 다이어트 중독에서 빠져나올 수 있는 첫걸음이다. 그리고 다른 이들의 도움을 받아야 한다. 이것이 두 번째 방법, '도움 추구 행동'이다.

"저는 지금 도움이 필요해요. 누군가

제 아픔을 이해할 수 있는 분이 저를 도와주면 좋겠어요."

그러나 성공한 셀러브리티들은 도움을 받는 것에 익숙하지 않다. 자신의 단점이 대중에게 노출되는 것을 극도로 꺼리기 때문이다. 하지만 숨기는 데에도 한계가 있다. 시간이 지나면 그 사람이 어떤 어려움에 부닥쳐 있는지 조금씩 드러나기

마련이다. 차라리 하루빨리 마음을 열고 도움을 구하는 것이 지혜로운 방법이다. 계속 자신을 감추기만 하다가 적절한 도움을 받지 못하고 오히려 더 큰 어려움에 빠지기 때문이다.

특히 동양 문화 속에서 자란 사람들은 감정 표현이 서툴고 이러한 도움 추구 행동도 익숙하지 않은 편이다. 그러다 보니 국내 셀러브리티 중 유독 스스로 목숨을 끊는 이들이 적지 않다. 볼수록 안타깝고 마음 아픈 일이다. 적절하게 자신을 드러내고 도움을 받는 문화가 낯설다 보니 문제를 해결하기보다는 자기 문제 속에 빠져서 극단적인 선택을 하게 되는 것이다.

레이디 가가는 아직 전문가의 도움이 절실히 필요하다는 사실을 받아들일 준비가 충분히 되지 못한 것 같다. 앞에서도 증언했던 그녀의 전 매니저는 몇 차례 병원을 드나드는 레이디 가가의 모습을 보면서 그녀가 단순히 몸만 병든 것이 아니라 마음까지도 상당히 병들어 있다는 생각을 하게 됐다고 말하곤 했다.

또한 레이디 가가는 자신의 불안한 심정에 대해 이렇게 이야기하곤 한다.

"아침에 일어날 때면 뭔지 모를 불안감이 들 때가 있어요. 그럴 때면 저에게 최면을 걸어요. '이봐, 넌 레이

디 가가라고. 힘내서 오늘 하루를 살아 보자.'라고 말하곤 하죠."

레이디 가가의 심리적·신체적 질환은 다이어트 중독에서 그치지 않는다. 레이디 가가는 루퍼스(Lupus) 증상까지 보이고 있다. 루퍼스는 류머티즘 질환의 일종으로 젊은 여성들에게 주로 나타나며 발열, 피부 발진과 함께 관절염을 동반한다. 약물이나 스트레스 등의 환경 탓에 발병할 확률이 높은 것으로 알려져 있다. 관절염을 흔히 노인성 질환으로 알고 있지만 최근에는 20, 30대 여성들에게도 자주 나타난다. 이 가운데는 심인성 질환에서 비롯한 경우도 적지 않다. 즉 정신적 스트레스 때문에 관절염을 앓게 되는 것이다.

적절한 질문은 문제에서 빠져나오는 출발점

다이어트는 단순히 몸매 관리를 하고 살을 빼는 게 전부가 아니다. 몸에 대한 책임을 다하는 행동이다. 몸에 파괴적인 행동을 하지 않기로 하고 그것을 실행에 옮기는 일이다.

몸에 대한 책임을 다하기 위해서는 먼저 자신이 가지고 있는 습관적인 행동이나, 심리적인 상황에서 스스로 몸에 부담을 주고 있는 것이 무엇인지를 차근차근 살펴봐야 한다. 레이디 가가는 한동안 영유아들이 먹는 이유식으로 다이어트를 해서 화제가 되기도 했다. 묽은 죽처럼 이런저런 식품을 갈아 넣은 이유식만을 먹은 것이다. 극단적 다이어트의 전형적인 모습이다. 자기 몸에 대한 강박적인 집착이 어느 정도인지 짐작할 수 있다.

이럴 때 단순하게 "그렇게 먹지 마세요. 몸에 좋지 않아요." 하고 조언한다고 해서 문제가 해결되지는 않는다. 다른 사람들에게는 이해가 가지 않는 집착이 자신에게는 세상에서 가장 심각한 문제일 수 있기 때문이다. 그럴 때에는 무엇보다 '적절한 질문'이 필요하다.

"그렇게 몸을 상하게 하면서까지 극단적인 다이어트를 하려는 이유가 무엇인지 궁금합니다. 제가 보기에 당신의 몸이 더 약해지고 망가지는 것 같아요. 무척 걱정됩니다."

이런 질문은 문제를 겪고 있는 사람으로 하여금 잠시 자신을 돌아보도록 돕는 역할을 한다. 집착은 심리적인 질병에 해당하므로 차근차근 문제를 풀어 가야만 한다. 한 번에 해결하려고 했다가는 더 큰 부작용을 불러올 수 있다.

"당신이 겪고 있는 불안감이 어떤 것인지 조금 더 구체적으로 듣고 싶습니다. 어떤 것들이 마음을 무겁게 하는지 알고 싶습니다."

질문에 방어적으로 반응하는 사람들도 있지만 대부분은 한 번쯤 자신의 모습에 대해서 진지하게 생각해 보기 시작한다. 이렇게 스스로 생각해 볼 수 있는 여유를 주는 것만으로도 문제 해결만큼의 효과를 갖는 경우가 많다.

몸에 대한 책임을 나한다는 것은 몸이 혹사당하지 않도록 잘 보호하고 지켜 준다는 것을 의미한다. 레이디 가가의 방식은 결코 책임감 있는 태도라고는 말할 수 없다. 그럴 때일수록 자신이 왜 이런 선택을 통해서 몸을 유지하려는지 질문해 봐야 한다. 건강하지 않은 방법일수록 오래가기 어렵다. 무턱대고 다이어트를 해 보려고 덤벼들 것이 아니라, 다이어트를 하려는 이유가 무엇인지를 골똘히 생각하고 답을 하는 것이 우선이다.

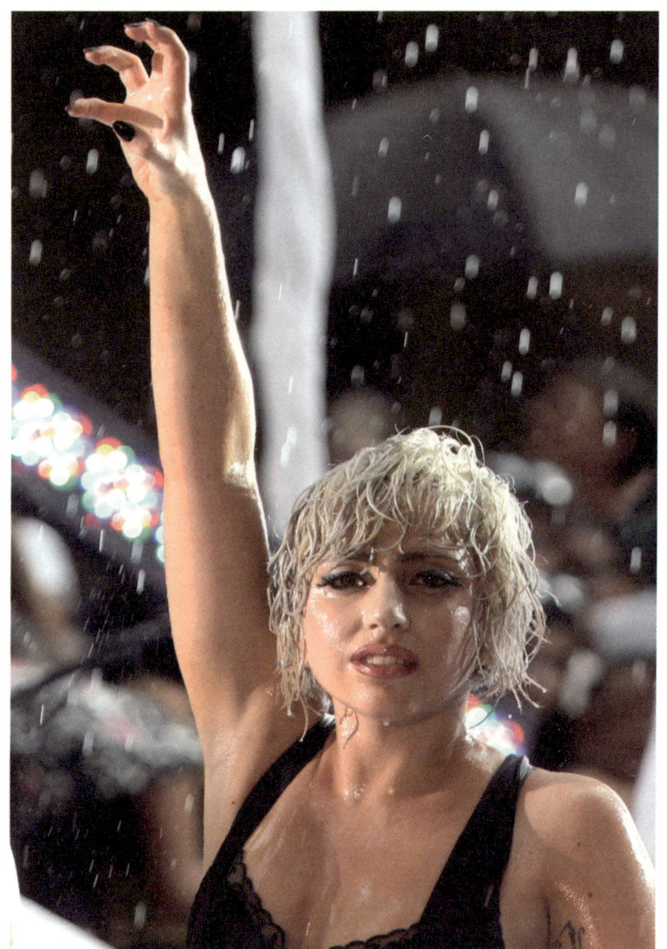

레이디 가가를 위한 **SOS 다이어트** **-관찰 편-**	Step 1_ 거울을 바라보고 몸을 관찰하기.
	Step 2_ 자신의 몸에서 마음에 들지 않는 부분을 찾아보자.
	Step 3_ 구체적으로 어떤 모습이 마음이 들지 않는가? 당신은 그런 당신의 모습에 대해서 용서할 준비가 되었는가? 실제로 몸의 어떤 부분은 다이어트가 필요한 부분이 아니라, 단지 당신 스스로 용서와 받아들임이 필요할 뿐이다. 받아들여서 해결될 문제를 다이어트로 풀려는 순간, 당신의 몸과 마음 모두 고생길에 들어선다는 것을 기억하기 바란다.
레이디 가가를 위한 **SOS 다이어트** **-행동 편-**	Step 1_ 도움 추구 행동 연습하기.
	Step 2_ 식이 장애 증상을 가지고 있는가? 그렇다면 다음을 따라 연습해 보자. "나는 음식을 조절하지 못하는 문제가 있습니다. 잘 참고 다이어트를 하다가 갑자기 폭식하기도 하고, 그 죄책감으로 금세 토해 버리기도 합니다. 이런 내 문제가 수치스럽고 부끄러운 느낌도 있지만, 이제는 그 문제를 해결하고 싶습니다. 당신과 상의하고 싶습니다. 도움을 주시면 고맙겠습니다."

레이디 가가는 여전히 자신의 몸에 대한 불만족을 호소하는 것으로 알려졌다. 수억의 돈을 들여 성형 수술할 생각까지도 한다고 한다. 잠시 멈춰 서서 위와 같은 질문에 대답하기 전까지는 그녀의 이런 불안한 행보가 계속될 것이다. 자신에게 필요한 것이 무엇인지 어떤 것이 자신을 돕는 행위인지를 찬찬히 살펴보는 것이 깊은 문제에서 빠져나오는 출발점이 될 것이다.

성급하게 뛰어가는 아이에게 "네가 다칠까 걱정이 되니 그렇게 급한 일이 아니라면 조금 천천히 가렴.'"하고 말해 주어야 속도를 늦추고 걸어가게 된다. 그것이 책임의 힘이다. 진정한 책임은 자신을 돌아보는 일에서 출발한다.

도움을 청하는 것은 매우 용기 있는 행동이다. 도움을 요청할 때에는 자신이 처한 문제를 명확히 말하고, 도움을 요청하기 얼마나 어렵고 힘든 일이었는지를 말하면 더욱 좋다. 듣는 사람에게는 어려운 부탁을 한다는 것 자체가 그만큼 자신을 믿고 있다는 뜻으로 들리기 때문에 기꺼이 도움을 주고 싶은 마음이 생기게 된다.

타이라 뱅크스
Tyra Banks

하이디 클룸
Heidi Klum

자넷 잭슨
Janet Jackson

PART 3

Self-leadership

스스로 자신의 삶과 운명을 개척하라!

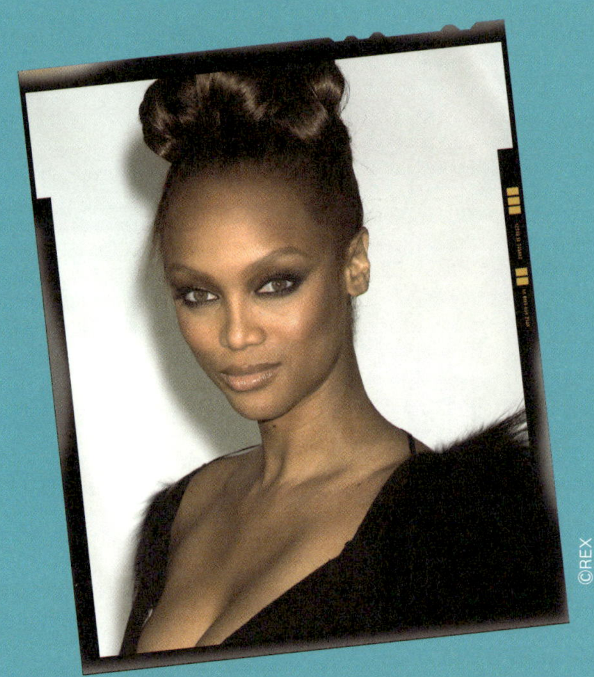

Tyra Banks

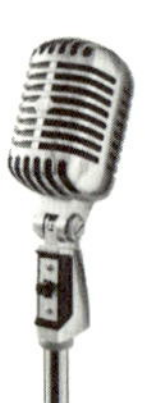

미모와 지성, 용기를 모두
갖춘 진정한 엄친딸!

그녀 앞에서는 장애물도 맥을 못 춘다

여기 검은 진주처럼 빛나는 여인이 있다. 매끈한 몸매와 아름다운 얼굴, 수려한 말솜씨로 상대를 사로잡는 여인. 슈퍼모델로 시작해 이제는 오프라 윈프리에 견주는 방송인으로 매주 1,000만 명의 시청자를 TV 앞으로 불러들이는 그녀는 타이라 뱅크스이다.

타이라 뱅크스는 손꼽히는 셀러브리티 중 하나다. 그녀는 여러 가지 제약 속에서도 슈퍼모델로서 최정상의 자리에 올랐다. 물론 그 과정은 절대 쉽지 않았다. 피부색이 검어서 다른 모델들에 비해서 훨씬 불리한 상황에서 시작할 수밖에 없었다. 게다가 180cm가 넘는 다른 모델들에 비해 172cm라는 작은 키도 걸림돌이 되었다. 하지만 그녀는 《보그》, 《엘르》 등의 패션 잡지 표지에 등장해 자신만의 개성으로 최정상급의 모델로 인정받았다. 경쟁이 심하고 젊을 때 빨리 인지도를 얻지 않고서는 유지하기가 어려운 패션모델의 직업적 특성상 타이라 뱅크스의 성공은 놀라운 것이다.

물론 타이라 뱅크스가 검은 피부의 모델로 성공한 첫 케이스는 아니다. 그녀 이전에는 나오미 캠벨이라는 슈퍼모델이 있었다. 나오미 캠벨은 모델로서 누릴 수 있는 최고의 인기와 명예를 얻었지만 자신의 삶을 통제할 줄 몰랐다. 폭력적이고 히스테리컬한 성격이 주변인들에게 계속 피해를 줬고 심지어 가정부를 폭행해 여러 차례 구설에 올랐다. 이런 스캔들은 그녀를 나락으로 떨어뜨렸다.

이와 대조적으로 타이라 뱅크스는 정상의 자리에서 자만하거나 안주하지 않고, 전혀 다른 분야로 발을 넓혀 갔다. 바로 방송인으로서 경력을 쌓아 자신의 이름을 건 쇼를 진행한 것이다.(미국 내에서도 스타가 자신의 이름을 걸고 쇼를 진행하는 것은 흔한 일이 아니다.) 그녀는 '올해의 슈퍼모델'로 선정된 지 10년 만에 미국《포브스》지가 선정한 '가장 영민한 여성 사업가'에 뽑히기도 했다.

타이라는 〈타이라 쇼〉 외에 〈도전 슈퍼모델〉의 진행자로도 활동하고 있다. 2003년 10명의 최종 도전자들이 뉴욕을 배경으로 자신들의 끼와 재능을 선보이며 서바이벌 형식으로 진행된 이 프로그램은 초반의 낮은 인지도에도 회가 거듭될수록 재미와 긴장감을 선사하며 시청자들을 끌어들였다.

최근까지 매 시즌 새로운 인물들과 에피소드로 20, 30대 여성들의 사랑을 받고 있는 이 프로그램의 중심에는 후배들에 대한 따뜻한 지지와 격려를 보내면서 한편으로는 매우 엄격하고 단호하게 피드백을 주는 타이라가 있다. 참가자들 간의 경쟁과 협력 그리고 타이라를 중심으로 한 패널들의 카리스마가 어우러져 호평을 받으며 방영 중이다.

"내 뚱뚱한 엉덩이에 키스나 하세요!"

타이라 뱅크스는 직업 모델을 그만두고 방송 일을 전문적으로 시작하면서부터 살이 찌기 시작했다. 2005년에는 64kg이었는데,

2007년에는 72kg까지 불어났다.

디자이너들이 보통 마른 체형의 모델들을 선호하기 때문에 대부분의 모델은 저체중이다. 이런 분위기 탓에 모델들은 자신이 필요한 열량보다 훨씬 적게 먹는 것이 익숙하다. 그런데 이런 모델 몸매를 원하는 10대 소녀들이 이들을 따라 하다가 불균형한 영양 섭취로 문제를 겪게 되고 사회적 논란을 불러일으키기도 했다. 타이라는 이렇게 마른 몸매를 가지고 있어야만 인정받는 모델계에서 현역으로 활동하며 힘들게 몸을 관리할 수밖에 없었다. 때로는 단기간의 극단적인 다이어트로 피해를 보기도 하고 말이다. 그런 모델계를 떠나니 자연스럽게 살이 붙은 것이다.

게다가 불규칙하고 과도한 스케줄로 식사 습관과 운동 습관이 무너지게 되었고 이내 체중이 72kg까지 정도로 많이 늘어나게 됐다. 타이라의 키를 고려한다면 신체질량지수(BMI) 상으로 과체중에 해당한다.

그러나 주변의 우려와 달리 그녀는 2007년《피플》지의 표지 모델 인터뷰를 하면서 그런 자신의 몸에 대해서 만족하고 있다고 말했다.

"살이 쪄서 스트레스를 받거나 다른 모델들과 비교해 가며 우울해하지 않아요. 오히려 이런 사실을 가지고 나를 놀리고 조롱하는 언론의 태도가 나를 아프게 합니다."

그러던 어느 날 사건이 터졌다. 파파라치들이 무작위로 타이라의 수영복 사진을 타블로이드판 출판물에 실은 것이다. 타이라는 밤잠을 이룰 수 없었다. 셀러브리티이기 전에 한 개인이자 여성으로서 힘들고 괴로웠을 것이다. 그러나 그녀는 움츠러들지 않고 자신을 조롱한 언론에 대해 자신의 쇼에서 대 놓고 항변했다.

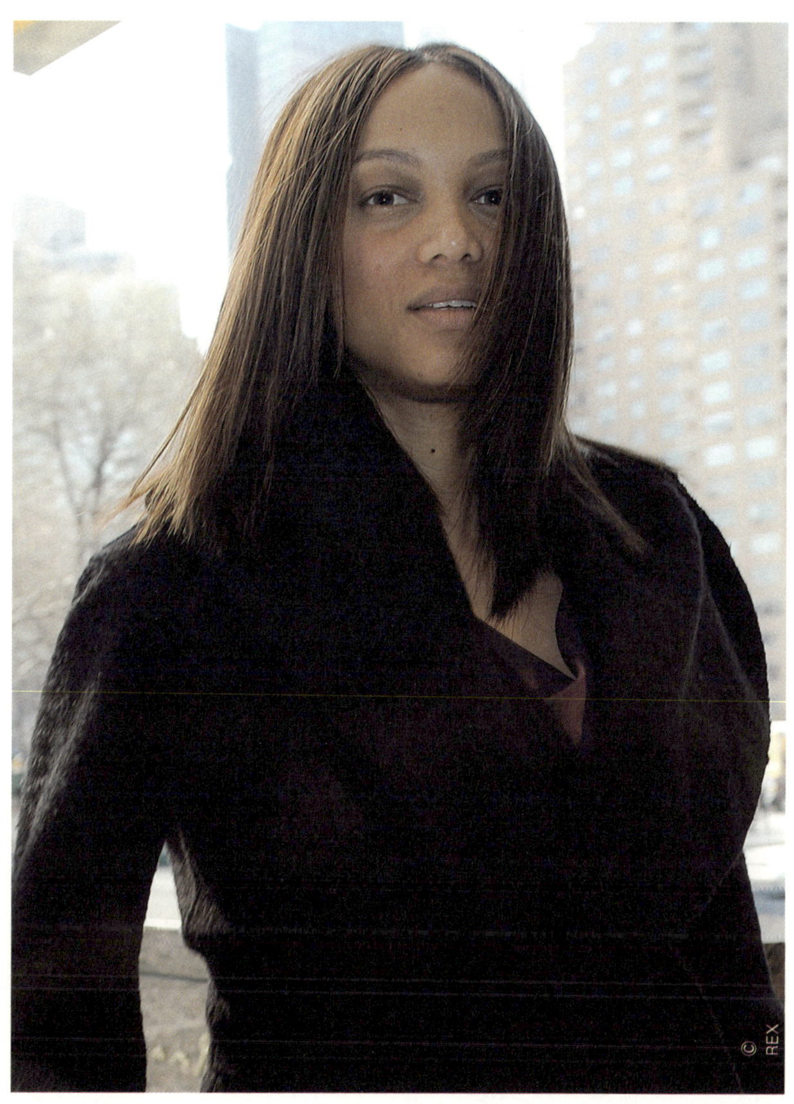

2007년 직업 모델을 그만두고 72kg까지 살이 찐 모습의 타이라 뱅크스.

"나는 굴곡진 몸매를 가진 평범하고 건강한 여성입니다. 내 모습을 이런 식으로 망가뜨리는 언론은 공정치 못할뿐더러 대부분의 여성을 모욕하는 행위를 한 것입니다. 당신들에게 말합니다. 나의 뚱뚱한 엉덩이에 키스나 하세요!"

타이라는 다음해 에미상 시상식에서 〈타이라 쇼〉로 수상 소감을 발표할 때 이 말을 다시 패러디해 이슈를 일으켰다. 한동안 그녀의 "Kiss my fat ass!"란 표현이 유행어가 되기도 했다. 급기야 타이라는 타블로이드판에 실렸던 사진 속 수영복과 같은 수영복을 입고 나와서, "그 사람들은 제가 더 뚱뚱해 보이도록 각도를 일부러 잡아서 저를 수치스럽게 만들었어요." 하고 말했다. 위기에 당당하게 맞선 이런 행동은 직접적이고 도발적인 그녀의 성격을 반영한다.

타이라는 자신이 모델 때보다 살이 찌기는 했지만 자신은 그것이 문제가 되거나 자신이 잘못된 사람이라는 증거는 아니라는 점을 강조한다. "당신들이 나에게 그렇게 비난을 해도 내가 그 말에 동의해서 살을 빼지는 않을 거예요." 하고 말하는 셈이다. 누군가의 압박과 다른 이들의 시선에 못 이겨서 변화를 선택하지는 않겠다는 당당한 선언이다. 내 인생이니까 내가 원할 때 내가 원하는 방식으로 변화를 이루겠다는 의지의 표시이기도 하다.

네가 진짜로 원하는 게 뭐야?

타이라는 본격적으로 방송 생활을 하게 되면

✙ 김명찬의 심리 토크

내가 주체가 돼라!

주변 사람들의 시선이나 친구들이 다이어트를 한다고 해서 막연한 불안감에 다이어트를 시작한다면 자신의 몸과 마음에 상처를 줄 수 있다. 어떤 일이든 꾸준히 하기 위해서는 자신이 원해서 시작하는 '내적 동기'가 중요하다. 외부의 압력으로 시작한 일은 자신이 정말 원해서 시작한 것이 아니므로 그 압력에 대해서 스스로 느끼는 부담감이 줄어들면 흐지부지되기 쉽다. 일의 동기가 자기 내부에 있을 때 이미 반은 성공한 셈이다.

서부터 자기 삶의 균형이 많이 무너졌다는 점을 깨닫기 시작했다. 불규칙한 생활 탓에 정크 푸드를 자주 먹게 되고, 당분이 많이 함유된 음식들을 무작위로 섭취하면서 체중이 불어난 데다, 바쁜 스케줄을 소화하느라 제대로 운동도 하지 않은 것이 문제였다. 몸이 점점 무거워지고 심지어는 만성적인 복부 통증까지 겪게 되었다. 전문직 종사자로서 자기 관리를 위한 최소한의 투자를 하지 않은 셈이니, 그 결과는 고스란히 자신의 몫이 된 것이다. 그녀는 미디어와 힘겹게 싸우면서 자신을 지켜 나갔지만 한편으로는 자신이 정말 건강한 삶의 방식을 추구하고 있는지 스스로 물어보았다. 그리고 자신의 모습을 똑바로 보고, 새로운 결심을 했다.

무조건 살을 빼는 것이 좋다는 이야기가 아니다. 초점은 지금의 나를 편안하게 해 주고 건강하게 해 주는 선택이 무엇인가 하는 점이다. 어떤 선택을 해야 내가 더 건강해지고 아름다워지는가 하는 점이다. '내가 문제'라는 이야기가 아니라, 지금까지의 '내 선택이 나를 충분히 위하는 느낌'이 드는가? 그렇지 않다면 지금부터는 어떤 선택을 하는 것이 나를 위하고 나에게 도움이 될 것인지 그 답을 찾아야 한다.

다이어트 멘토, 헤더 보이어

타이라는 전문직 여성을 위한 다이어트서《The Wall Street Diet》의 저자이자 영양학 전문가인 헤더 보이어와 함께 자신의 생활을 변화시키기 시작했다. 헤더는 처음 타이라를 만났을 때 걱정을 많이 했다고 한다.

"그녀도 다른 유명 셀러브리티들처럼
단기간에 살을 빼는 방법을 기대하고 있지 않을까 우려했어요."

헤더는 원푸드 다이어트, 엄격한 식단의 다이어트, 여러 음료를 셰이크로 만들어 먹는 다이어트 등의 스푼 피딩(Spoon-feeding: 먹을 것과 먹지 말아야 할 것을 세세하게 제시하는 방식)은 단기간에 효과를 나타내긴 하지만 오래 유지하기는 어렵다고 보았기 때문이다.

헤더는 타이라의 다이어트를 위해서 먼저 그녀의 심리적인 특성을 고려했다. 타이라는 경쟁심이 많아서 혼자서 하기보다는 주변의 친구들과 같이 다이어트를 한다면 훨씬 더 효과적인 결과를 볼 수 있으리라 예상했다. 다음으로는 실생활에서 어떻게 하면 좀 더 지혜롭게 먹을 수 있을 것인가를 고려했다. 왜냐하면 타이라는 자신의 입맛에 맞는 음식을 이것저것 먹는 것을 좋아하기 때문이다. 그래서 그런 음식을 금지하기보다는 자신의 몸에 도움이 되는 음식으로 건강하게 골라 먹도록 하는 데 초점을 둔 것이다. 헤더는 타이라가 예전처럼 남들과 똑같이 식당에 가서 자신이 원하는 메뉴를 골라도 좋고, 장을 봐서 원하는 음식을 먹어도 좋은, 남들과 같이 생활하면서 체중을 조절할 수 있는 방법을 제시했다.

헤더 보이어의 다이어트 팁

원하는 음식을 먹되 양을 조절하거나 특별한 날에 먹을 것.
가령 아이스크림이 먹고 싶으면 파인트 사이즈가 아니라 스쿱 사이즈를 고른다. 햄버거가 먹고 싶다면 남자 친구를 만났을 때만 먹는 규칙을 세운다.

한 주에 2~3회 이상은 반드시 유산소 운동과 근력 운동, 스트레칭을 한다.

체중 감량 목표를 세웠을 때 주단위로 체크하되 목표치를 큰 단위로 둘 것.
가령 3주에 5kg씩 뺀다는 식으로 숫자 단위를 크게 정한다.

빠른 시간 안에 무리해서 감량하지 않고, 주단위로 여유를 가지고 실시할 것.

가장 중요한 것은 도전하겠다는 마음, 건강한 생활습관을 몸에 길들이겠다는 마음 갖기.

뱃속의 허전함을 머릿속에 각인시키기.
식사 후에도 아주 조금의 공복감을 느낄 수 있으면 좋다. 식후에 뱃속이 조금 허전하다면 이런 자신을 칭찬해 주자.

당신의 체형을 선택하세요!

헤더 보이어는 〈타이라 쇼〉의 '당신의 체형을 선택하세요!(Get Your Shape in Shape)' 편에 출연하여 타이라의 다이어트 성공 비결에 대해서 이야기를 나눴다. 헤더는 타이라에게 예전과 다름없이 레스토랑에 가서 음식을 주문해 먹으라고 했다. 하지만 탄수화물은 남기고, 섬유질이 풍부한 음식은 양껏 먹으라고 강조했다.

헤더는 타이라를 이렇게 칭찬했다.

"타이라는 다이어트의 좋은 모델이에요. 집에 따로 주방장을 두고 있지 않아요. 그렇다고 먹을 것과 먹지 말 것을 세세히 써 놓은 표를 보며 생활하지도 않죠. 그녀는 정말 음식을 사랑하고 맛있게 먹기 원하는 여성입니다."

타이라는 자신의 체중을 감량하기 위해서 따로 식단표를 가지고 있지는 않았다. 그저 탄수화물을 적게 먹고 섬유질이 풍부한 과일과 채소 위주로 식사했다. 거기다가 한 가지, 자신의 아파트에서 소파를 빼고 유산소 운동기인 엘립티컬(Elliptical: 스텝퍼와 비슷한 운동기로 손잡이를 붙잡고 걷는 운동 기구)을 마련했다.

"저는 엘립티컬 위에서 〈섹스 앤드 더 시티〉를 보며 운동해요. 그러면 대략 30분 동안 운동을 하게 되는 거죠."

타이라는 기존의 혹독한 다이어트가 아니라 자신이 평소에 행동하던 것에서 조금만 더 주의를 기울인 결과 탄력 있는 몸을 갖게 되었다. 또 원하는 것을 여전히 맛있게 먹을 수 있으니 스트레스도 받지 않았다.

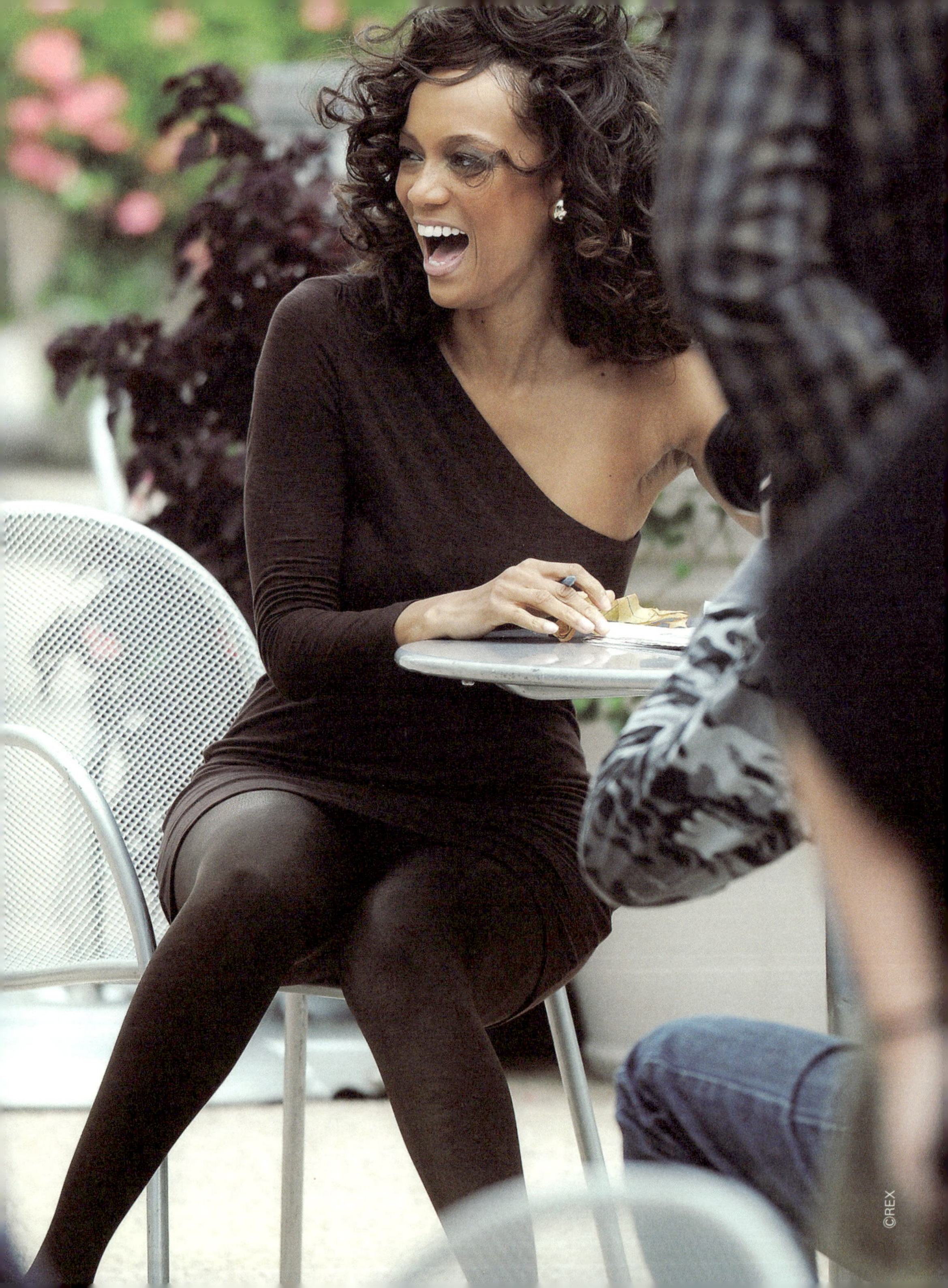
©REX

"여전히 제 엉덩이가 뚱뚱하긴 하지만 (웃음) 전 이렇게 볼륨 있는 몸이 아름답다고 생각해요. 제가 한 것은 다이어트가 아니에요. 과거에는 다이어트를 했지만 그로 인해 잃는 것이 너무 많아요. 저는 생활 습관의 변화를 선택한 겁니다."

한국 사람들은 식사 메뉴를 고를 때 사회적 선택을 많이 한다. 사회적 선택이란 자기가 원하는 것이 아니라 다른 이들이 원하는 것을 고르는 것을 말한다. 한국인들은 음식을 고를 때 자기가 원하는 것을 말하기보다는 상대에게 먼저 선택권을 주는 쪽이 많다. 직장 내 회식도 같은 맥락에서 사회적 성격이 강하다. 그런데 미국인들도 사회적 선택을 많이 한다고 한다. 여럿이 식당에 가서 혼자만 저칼로리 음식을 주문하는 데 어려움을 느낀다는 것이다.

나 역시 그런 경험이 있다. 잘 아는 선생님의 초대를 받아 근사한 레스토랑에 갔을 때다. 체중을 감량한 후라 음식을 먹을 때 골라 먹는 식사 습관에 대해서 미리 양해를 구했다. 이분은 내가 편해서 그러신지 농담 반 진담 반으로 말씀하셨다. "음식을 먹는 게 얼마나 즐거운 일인데 그 즐거움을 억누른단 말이에요? 내 앞에서 그렇게 먹었다간 접시를 뒤집어엎을지도 몰라요!" 좀 당황스럽기도 했지만, 평소 그분의 성격을 잘 아는 티라 웃음으로 넘어가며 다시금 양해를 구했고, 칼로리를 계산하며 골라 먹는 선택을 하였다. 물론 조금 어려운 일이지만 내 몸을 건강하게 지키려면 다른 사람들의 시선에 대해서 어느 정도 둔감해질 필요가 있다. 이런 사회적인 환경이 다이어트를 방해하는 가장 큰 요인이 되기 때문이다.

〈타이라 쇼〉에서 타이라 뱅크스의 진행은 늘 솔직하다. 때로는 자신을 욕하거나 약한 사람들이 보호받지 못하는 장면에서 흥분하고 대놓고 욕을 퍼붓기도 한다. 시내 한복판에서 "여성들이여, 브래지어에서 자유로워집시다!" 하고 외치며 브래지어를 불태우기도 하는 행동파이다. 솔직하고 정의롭고 카리스마 넘치는 그녀의 모습을 보면서 많은 사람이 대리 만족을 느낀다. 쇼 프로그램의 진행에서는 진행자의 개성과 평상시의 생각이 온전히 드러날 수밖에 없고, 이 부분에 대해서 시청자들의 공감과 지지를 얻어 내지 않고서는 프로그램의 성공을 담보하기가 어렵다. 그만큼 타이라는 방송용이 아니라 이미 그 자체로 매력적인 사람이고, 이를 잘 표현할 줄도 아는 여성이라는 뜻이다.

타이라 뱅크스는 자신의 경력을 개발하는 과정에서 일과 삶의 균형을 잃고 자기 몸에 대한 통제감을 잃었다. 유명인이기 때문에 그런 그녀의 모습을 언론이 가만히 둘 리는 없었다.

그러한 환경에서 자신을 지키고 자기 삶의 개선을 위한 투자를 하면서 그녀가 얻은 것은 "자신이 살아가는 실제의 삶"에서 건강하게 생활하는 방법이었다. 다이어트를 통해서 그녀는 모델 타이라가 아닌, 우리와 같은 생활인 타이라가 된 것이다.

회식할 때 나를 지키는 방법

밥으로 대표되는 탄수화물과 국이나 찌개 등의 음식류는 다이어트에 치명적일 수 있다. 될 수 있으면 이런 메뉴를 피한다.

회식할 때 삼겹살 등 고기를 먹는 경우가 많다. 고기를 먹을 땐 상추와 깻잎을 두세 장씩 얹어서 먹는다. 고기 먹는 양을 줄이는 동시에 채소 섭취도 늘릴 수 있다.

회식 장소를 선택할 수 있다면 단백질이나 야채를 많이 섭취할 수 있는 곳으로 가자.

콩을 주원료로 한 음식이나 채소나 과일 등을 주메뉴로 제공하는 분위기 있는 음식점들이 많으니 미리 알아 놓았다가 회식 자리가 있을 때 먼저 제안해 보자.

술을 마셔야만 한다면 적당히 조절하자. 술은 칼로리가 높은 편이지만 체중과는 큰 상관이 없다. 술을 많이 마신다고 해서 체중이 증가하는 것은 아니다. 다만 체지방을 높이고 건강에 좋지는 않다는 점을 기억하자.

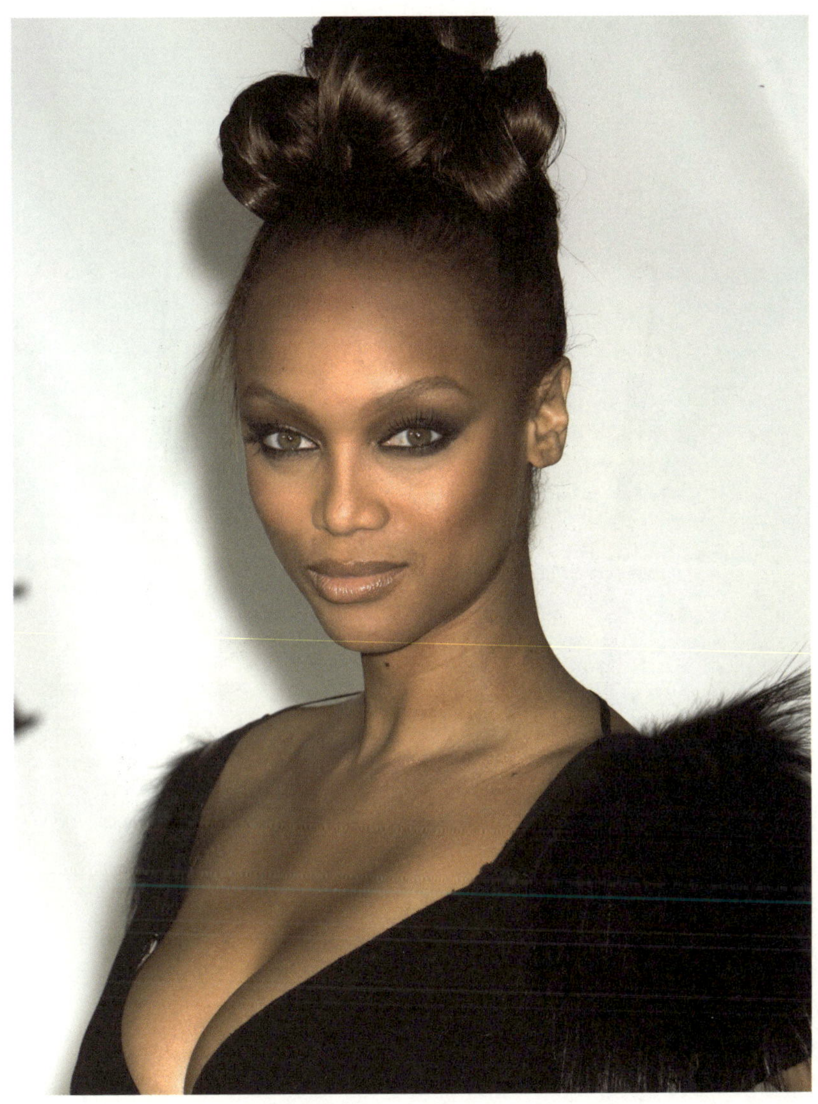

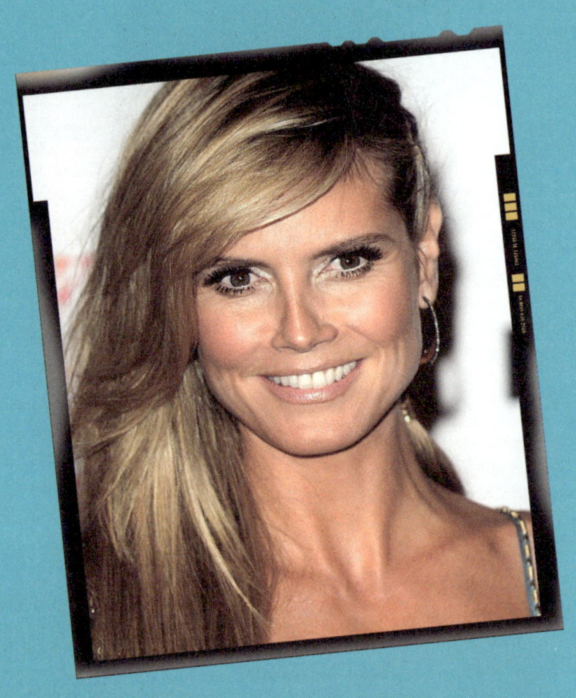

Heidi Klum

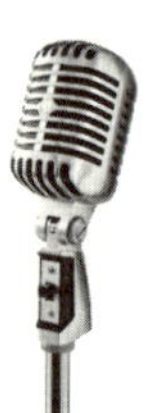

여기, 프로페셔널이 있다

패션계의 정상 그리고 〈프로젝트 런웨이〉

아이를 낳고도 부기 하나 없이 매끈한 몸매로 나들이하는 스타들을 보며 많은 여성은 외친다. "어쩜 저렇게 관리를 잘했을까!" 둘째 아이를 낳고 8주 만에 나온 쇼 프로그램에서 약 18kg을 감량한 모습으로 나타나 "역시! 하이디 클룸"이라는 감탄사를 들은 그녀, 바로 〈프로젝트 런웨이〉의 진행자 하이디 클룸이다.

하이디 클룸은 독일 출신의 슈퍼모델이다. 그녀는 미국 뉴욕을 배경으로 패션 디자이너 지망생들이 펼치는 생존 경쟁 리얼리티 프로그램 〈프로젝트 런웨이〉에서 진행자로 활동한다. 매회 차분하고 전문적인 평가와 진행으로 프로그램의 수준을 높이고 마니아층을 거느리기도 한다.

패션모델로서는 최정상급에 있는 사람들만 실릴 수 있다고 하는 《보그》,《엘르》,《마리 끌레르》의 커버 걸로 선정되고, 빅토리아 시크릿 패션쇼에서는 호스트로 참여하며 패션모델로서 최고의 자리에 올랐다. 동시에 대기업 광고의 이미지 모델로도 활동하면서 패션계를 넘어 대중적인 인지도를 얻었다.

패션계에서의 성공과 인기를 바탕으로 하이디는 2004년 〈프로젝트 런웨이〉의 제작자, 심사 위원, 진행을 맡게 되었다. 이 프로그램은 매 시즌마다 독특한 개성이

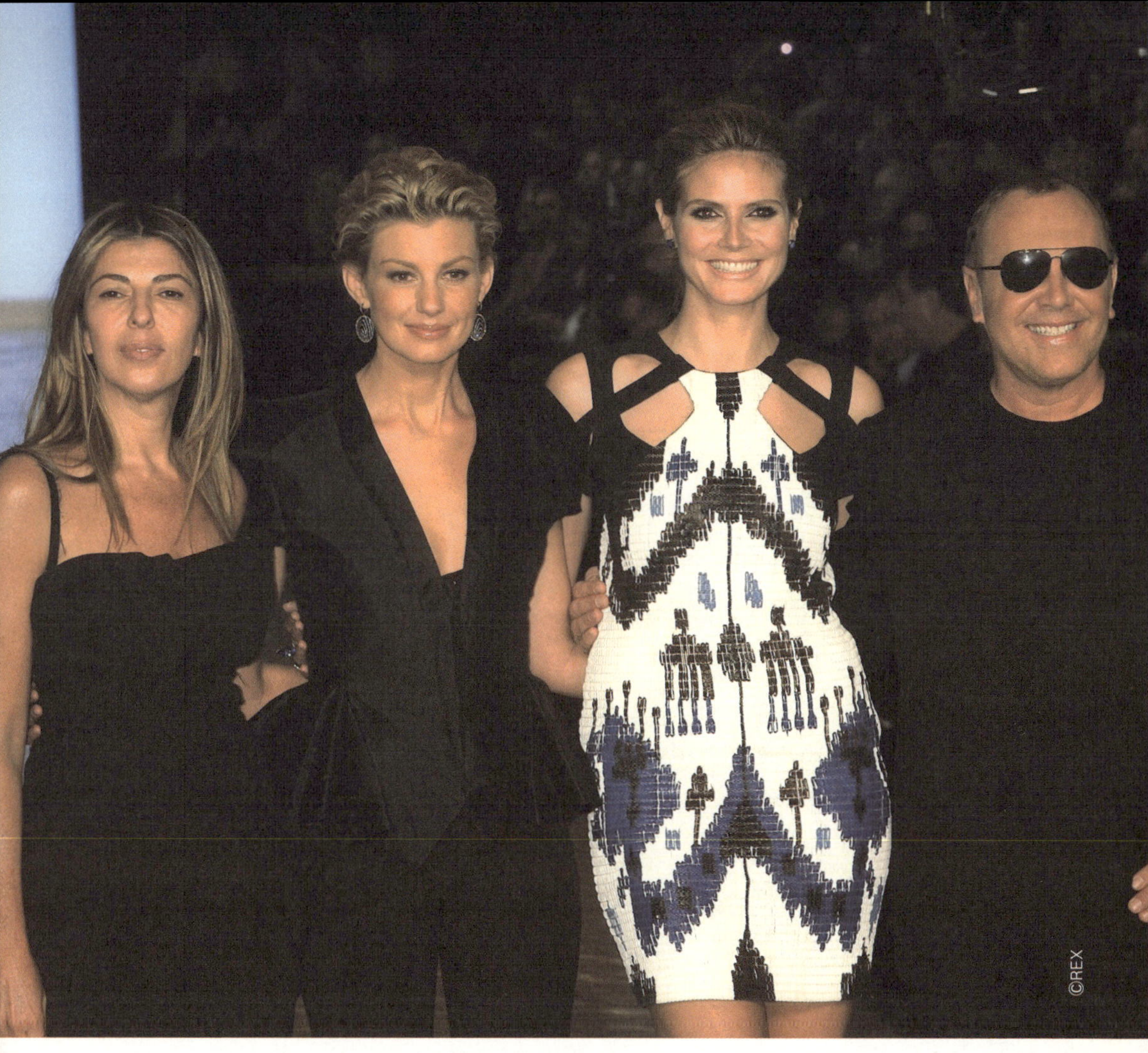

〈프로젝트 런웨이〉의 진행자 히이디 클룸(오른쪽에서 두 번째). 스타일리스트 니나 가르시아, 패션 디자이너 마이클 코어스와 함께.

165

넘치는 도전자들이 불꽃 튀는 경합으로 시청자들을 열광시킨다. 매주 런웨이를 준비하는 과정에서 밤잠을 설치기도 하고 각자의 아이디어를 지키기 위해서 싸움도 불사하는 도전자들의 치열한 모습이 인상적이지만, 런웨이 위를 오가는 모델들과 그들의 옷을 유심히 관찰하고 심사하는 심사 위원들의 모습 역시 깊은 인상을 남긴다. 그리고 그 모든 과정이 끝난 후에 따뜻하지만 때로는 엄격하게 각 도전자의 작품에 대한 심사평을 전달하는 하이디의 모습은 전 세계 시청자들에게 절제된 권위와 프로페셔널한 카리스마로 각인되었다. 하이디는 이 프로그램의 성공적인 제작과 진행으로 수년 동안 에미상에 노미네이트되기도 했다. 2008년에는 피바디상(Peabody Award: 1939년 미국의 거부 조지 포스터 피바디의 기부로 만들어진 상. 미국방송협회 및 조지아대학교가 수여하는 미국 방송계의 최고 권위상 중 하나이다.)을 받았는데, 리얼리티 프로그램 진행자로는 최초의 수상이었다.

결정은 조심스럽고 신중하게, 다이어트는 빠르고 정확하게!

앞서 말했듯 하이디 클룸은 일에는 기복 없이 성공을 이루었다. 그러나 삶과 사랑에서는 적지 않은 굴곡을 경험해야 했다. 우선 20대에 한 첫 결혼 생활이 실패로 끝났다. 하이디는 한 남자와 사랑에 빠지고 그의 아이를 가졌다. 그런데 무슨 운명의 장난인지, 곧이어 남자 친구가 다른 여성과 사랑에 빠졌다는 사실을 알게 되었다. 하이디는 곧바로 이별을 선택하고, 아직 임신 중인 시점에서 영국 출신의 가수 씰(Seal)과 연애를 시작했다.

이미 한 번의 결혼 실패를 경험했고, 사랑한다고 믿었던 남자의 아이를 홀로 키워야 하는 상황에서 새로운 관계를 맺기가 쉽지는 않았다. 하지만 누구나 인생에서 중요한 선택을 하고 실수나 실패도 경험하기 마련이다. 이런 시행착오를 거치면서 사람들은 자신의 선택에 대해서 좀 더 신중해지는 법을 배운다. 같은 실수를 반복하는 것은 자신에게 큰 상처가 되기 때문이다. 하이디 역시 이제는 자신뿐만 아니라 아이도 책임져야 한다는 모성애를 발휘하게 되고, 연인 씰과의 결혼에 더욱 신중하게 고민했다.

하이디는 결혼에 대해서는 신중하고 조심스럽게 선택해 나가지만 자신의 다이어트에서는 단호하고 빠른 선택을 했다. 그녀는 2005년 둘째 아이를 낳고 8주간의 다이어트에 돌입했다.

뉴욕에서 활동하고 있는 트레이너 데이비드 커쉬와 함께 출산으로 불어난 체중을 감량했다. 8주 동안 18kg을 감량한다는 것은 정말 쉽지 않은 일이다. 그만큼 짧은 시간 동안 강력한 동기를 가지고 이루어지는 고강도의 다이어트라는 것을 의미한다.

하이디의 퍼스널 트레이너인 데이비드 커쉬는 ABC 방송사의 리얼리티 체중 감량 프로그램 〈극한의 변화〉에 출연하면서 2주 동안 초단기 다이어트를 실험했다. 그 결과로 세상에 알려지게 된 것이 그가 개발한 초단기 다이어트 프로그램이다. 그의 프로그램은 하이디 클룸 외에도 리브 타일러, 나오미 캠벨 등 슈퍼모델들이 효과를 본 바 있디.

데이비드의 다이어트 프로그램은 매일 90분씩의 운동과 저열량 식단으로 구성된다. 또한 프로그램 진행 중에 피해야 할 음식 목록으로 ABCDEF를 제시하고 있다.

1. 알코올 Alcohol

2. 빵 Bread

3. 흰색 탄수화물 Starchy Carbohydrates

4. 유제품 Dairy and Certain Dairy Products

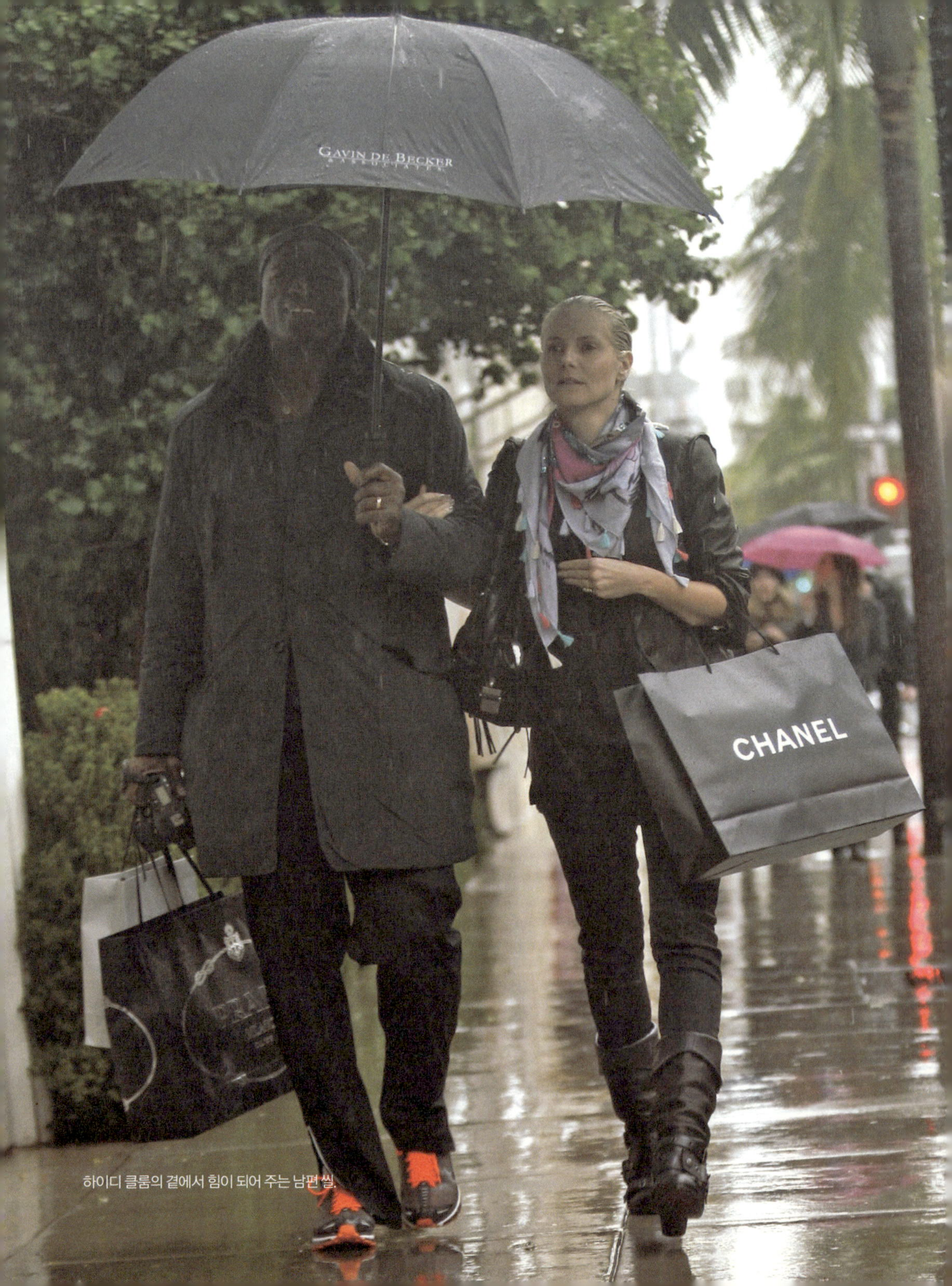

하이디 클룸의 곁에서 힘이 되어 주는 남편 씰.

5. 당류 Extra Sweets

6. 과일 Fruits

7. 지방류 Most Fats

그가 제시한 식단은 건강 상태가 양호하고 다이어트에 대한 동기가 매우 높은 사람들에게 권장되는 방법이다. 운동 방법으로는 요가, 새도 복싱, 근력 운동, 하이킹 등의 유산소 운동과 근력 운동, 유연성 향상 운동이 병행된다.

데이비드 커쉬는 하이디 클룸이 짧은 시간 동안 다이어트에 성공할 수 있었던 이유를 무엇보다도 그녀 스스로 높은 동기를 가지고 프로그램에 임했기 때문이라고 했다.

"힘든 프로그램을 하는 동안 하이디가 항상 즐거워 보이지는 않았어요. 다만 프로그램의 결과로 자신에게 일어난 변화를 볼 때면 놀라워했지요."

하이디의 남편 씰 또한 2005년 출산 후 운동에 매진하던 그녀를 이렇게 회상했다.

"아내가 운동을 끝내고 나올 때 물어봤어요. '운동하고 나니까 시원하고 기분 좋지 않아?' 아내는 이렇게 답하더군요. '아니! 운동을 끝내고 소파에 쓰러질 때가 제일 좋아!' 그녀가 결코 운동 마니아가 아님을 알 수 있었죠"

출산 후 몸이 다 회복되지 않은 상태에서 오전과 오후로 나누어 진행되는 고강도의 운동과 저열량 식사를 견디는 것은 몹시 고통스럽고 괴로운 일이었다. 하이디는 자기 삶에 대한 건강한 애착과 강한 목표 의식이 있기에 그 과정을 묵묵하게 견뎌냈고 다이어트에 성공해 예전의 몸매를 완벽히 되찾았다.

나의 경계는 넓은가, 견고한가?

심리적 경계는 사람의 현실 속 삶에서 개인이 경험하는 부분을 결정한다. 물리적인 공간에서 경계가 있을 때 안정감을 느끼게 되듯이 심리적인 부분에서도 경계가 분명할 때 자신을 보호하고 돌볼 수 있게 된다. 심리적인 경계는 물리적 경계와 같은 두 가지 특징을 가지게 된다. 한 가지는 '넓이', 다른 한 가지는 경계의 '견고함'이다. 심리적으로 건강한 사람들은 자신의 경계를 필요 이상으로 넓게 잡거나 또 너무 좁게 잡아서 자신을 불편하게 만들지 않는다. 동시에 경계를 분명하게 구분하지만 다른 이들이 들어오기에 너무 어렵게 해 놓거나, 너무 쉽게 만들어 두지 않는다. 심리적인 경계의 넓이와 경계의 견고함 정도에 따라 다음과 같은 영향을 주게 된다.

가장 이상적인 것은 경계의 넓이와 견고함이 모두 적절한 경우이다. 이런 때에는 다른 사람들에게 자신을 적당히 드러내고 공유할 수 있게 되며, 다른 사람들이 나의 경계에 들어오는 것에 대해서도 크게 거부감을 갖지 않고 기본적으로 자신을 보호하고 존중하는 마음으로 접근하게 된다. 따라서 다른 사람과 교류하더라도 스스로 보호할 수 있기 때문에 독립성이 보장되면서 동시에 다른 사람에게도 적당히 나를 보여 줄 수 있다. 이러한 심리적인 경계는 타인과의 건강한 관계 속에서 삶을 아름답게 돌볼 수 있도록 해 준다.

경계의 견고함이 약한 경우라면 울타리의 흔적만 있는 집을 연상하면 된다. 울타리가 너무 낮은 집은 다른 이들이 쉽게 넘어와 자주 내 영역을 침해할 수 있다. 이를 미국의 비자로 비유해 보면 이해가 훨씬 쉽다. 비자 절차가 너무 까다로워지면 사람들의 출입이 줄게 되어 결과적으로 미국 경제가 둔화한다. 반면에 비자 받기가 수월해지면 너무 많은 사람이 쉽게 미국에 들어가 자국민들의 권리와 삶이 침해받게 되는 결과를 가져온다. 그래서 늘 비자 발급 요건이 매번 정권의 중요한 이슈 중의 하나가 되는 것이다. 너무 견고해도 안 되고, 너무 허술해도 문제가 된다.

경계의 견고함과 넓이의 차이는 몸을 관리하는 태도에도 영향을 미친다. 견고함이 약하면 쉽게 유혹에 빠진다. 친구들이 "오늘만 운동 쉬고 놀자." 하고 말하면 "그래, 내일부터 하자." 하고 쉽게 포기해 버린다. 다른 사람의 말에 자신의 경계를 쉽게 풀어 버리는 것이다. 반면에 너무 견고한 사람들은 시쳇말로 '재수 없어'진다. 완벽하게 자신을 관리하지만 어떤 빈틈이나 인간적인 모습을 보이지 않기 때문에 따돌림을 당할 가능성이 커진다.

한편 경계의 넓이가 좁은 사람들은 자책감과 자학에 익숙하여서 다이어트에 어려움을 겪을 수 있다. 몸에 좋지 않은 음식과 불규칙한 생활 습관으로 자신을 망쳐 버리기 십상이다. 자신이 스스로 사랑하고 돌볼 권리가 있다고 보지 않고 자신에게는 너무 큰 사치라고 여긴다. 반면에 경계 넓이가 너무 넓은 사람은 자신에 대한 과신과 과욕으로 몸을 돌보는 일을 소홀히 하기 쉽다. '나처럼 강한 사람은 쉽게 무너지지 않을 거야.'라는 근거 없는 확신을 하기 때문이다.

자신을 사랑해야 다이어트에 성공할 수 있다

하이드 클룸은 자신의 다이어트와 일에서 적절한 경계를 만들어 가고 있다. 특히 다이어트에 관한 한 그녀는 자신의 경계를 건강하게 지켜 나가고 있다. 대개 출산 후 주부들이 우울증에 걸리는 이유는 아이를 전적으로 돌보느라 출산 탓에 흐트러진 몸을 관리할 수 없기 때문이다. 어쩌면 자기 몸을 돌보기보다는 아이를 우선으로 돌봐야 한다는 강박관념이나 죄책감일 수도 있다.

그런데 만약 이렇게 바꾸어 생각해 보자. 비행기 내에서 응급 상황이 발생하는 경우 행동 매뉴얼은 산소마스크를 부모가 먼저 쓰도록 권장하고 있다. 부모가 건강해야 아이를 돌볼 수 있고 올바른 판단을 내릴 수 있기 때문이다. 아이를 위해서 마스크를 양보한 경우 부모와 아이 모두에게 치명적인 결과를 가져온다는 연구 결과도 있다. 부모가 건강하고 행복해야 아이도 사랑받고 보호받을 수 있다.

하이디 클룸은 아이를 사랑하지만 자신의 몸과 일도 중요했기 때문에 출산 직후에 운동에 온전히 몰입할 수 있었다. 그 결과 8주 만에 놀라운 변신이 가능해진 것이다. 경계가 너무 넓어도 문제지만 너무 좁아서 자신의 권리를 쉽게 빼앗겨 버리는 것은 더욱 심각한 문제가 될 수 있다. 다이어트는 자신을 돌보고 자기에게 지속적으로 관심을 두는 행위를 의미한다. 따라서 적절한 넓이를 지켜 가는 삶을 경험해 보지 않은 사람에게 다이어트는 생소하고 고통스러운 경험이 될 가능성이 크다.

너무 낮고 허술한 경계의 울타리 역시 다이어트에 치명적이다. 그녀가 남편의 성을 따르고 아이를 남편의 호적에 올리는 과정은 결혼 후 2, 3년 동안 천천히 진행되었다. 하이디는 결혼 자체를 부정하지는 않았지만 그렇다고 쉽게 자신의 경계를 낮추지도 않았다.

심리적 경계는 삶의 독립성과 관련이 깊다. 적절한 넓이에서 튼튼한 경계선을 그을 수 있는 사람은 다른 사람들이 나에게 무슨 이야기를 하는지를 귀 기울여 듣지만

✛ 김명찬의 심리 토크

경계의 넓이가 넓으면 마음만 편하다?

경계의 넓이가 넓으면 다른 이들이 경계를 침범하는 것에 익숙해진다. 따라서 자기 자신을 돌보는 데에는 어려움을 느끼고 다른 이들에 대한 관심 때문에 자신을 방치할 수 있다. 반면에 경계의 넓이가 좁으면 자신의 권리를 많은 부분 포기하게 된다. 가령 일본과의 갈등이 싫어서 독도를 내준다면 관계는 편안해질 수 있지만 경계가 좁아지게 되어 내 권리를 빼앗기게 되는 것과 같은 원리이다

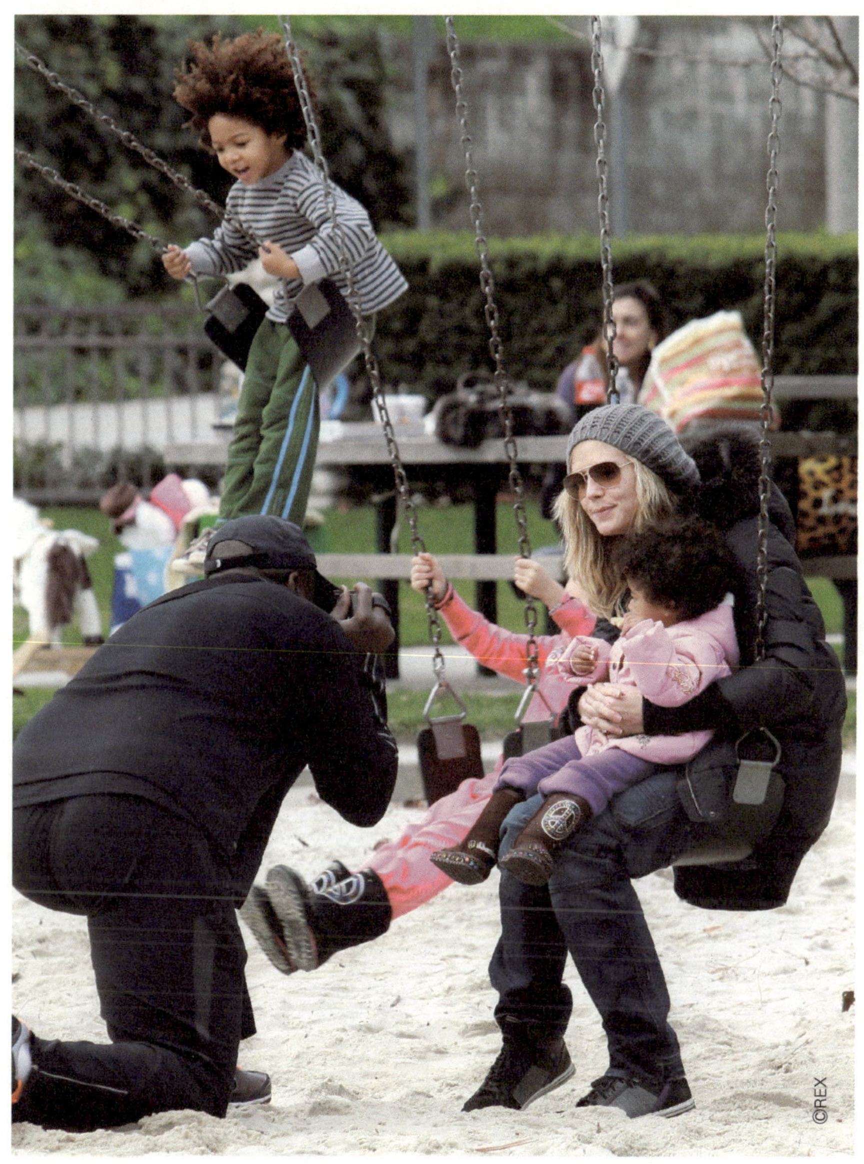

그녀는 일과 가정 어느 한쪽에 치우침 없이 똑똑하게 자신과 가정을 사랑하는 방법을 알고 있다.

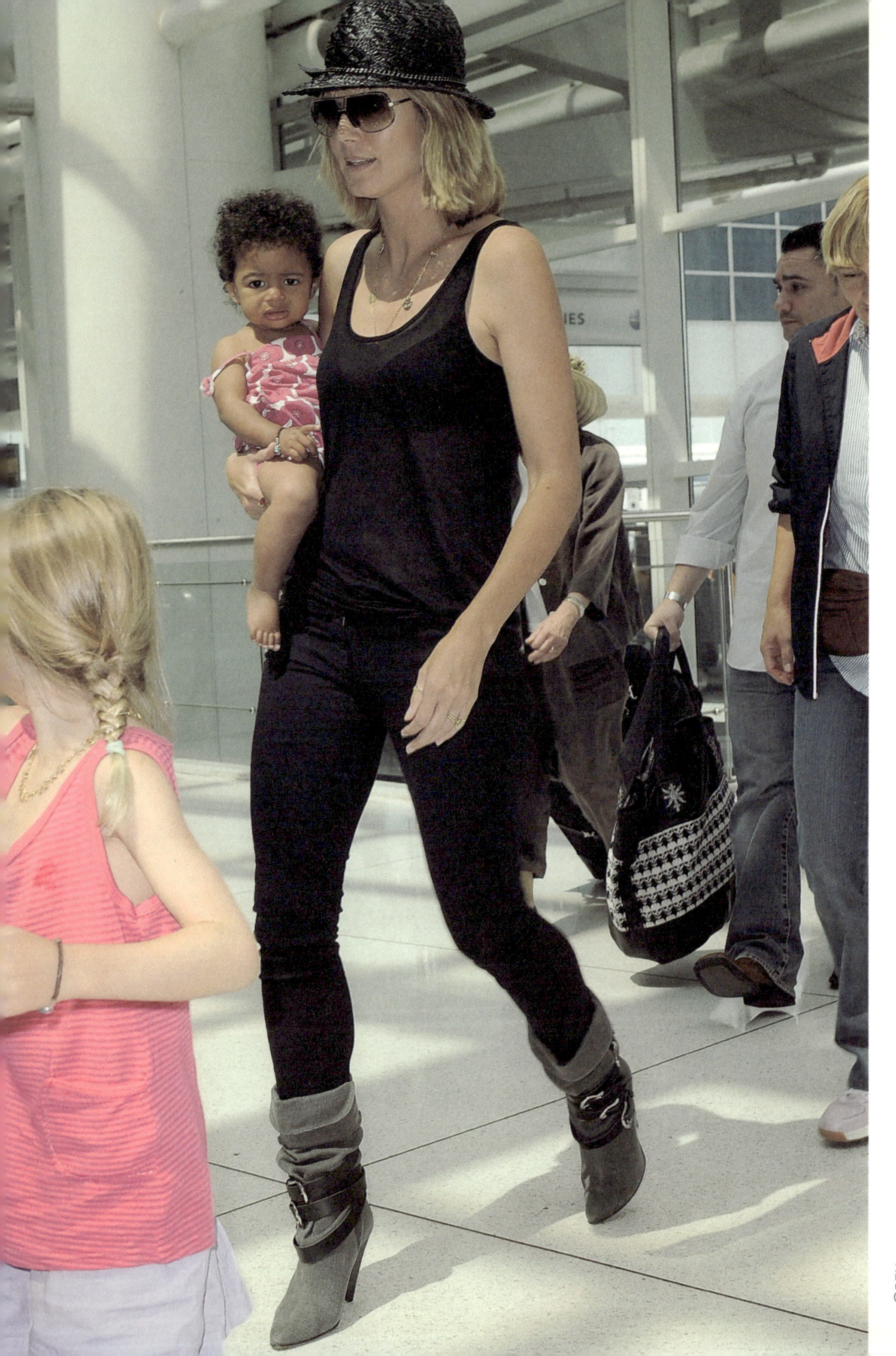

하이디 클룸의 8주간 초단기 다이어트 플랜

1. 초단기 다이어트 플랜

- 처음 2주간은 ABCDEF의 음식 금지 목록을 정확하게 지킨다.
- 위 사항을 지키기 위해서 반드시 냉장고 청소를 한다.
- 정제된 탄수화물(밀가루)은 금하되 과일, 통밀 등의 탄수화물 섭취는 허락한다.
- 영양분 대부분은 지방을 제거한 단백질 식품으로 대신한다.
- 음식물은 조금씩 자주 섭취해서 공복감을 최소화시킨다.
- 요가 또는 스트레칭, 근력 운동, 유산소 운동 등을 총합하여 90분 이상 진행한다.
- 운동은 한 주에 4회 이상 한다.

2. 1 Day 식단

아침_시금치와 버섯을 곁들인 달걀흰자 오믈렛
간식_ 단백질 셰이크(단백질 보충제와 야채 등을 섞어 만든다.)
점심_참치샐러드
간식_단백질 셰이크
저녁_기름에 살짝 튀긴 닭가슴살과 야채

3. 초단기 다이어트 시 주의 사항

- 영양 상태가 좋지 않은 사람에게는 위험할 수 있으므로 권장하지 않는다.
- 성별, 신장 등에 관계없이 하루 섭취하는 칼로리를 900kcal로 적용한다.
- 탄수화물을 금하기 때문에 줄어든 체중은 실제로 탄수화물 섭취와 힘께 늘어난다는 점을 고려해야 한다.(탄수화물을 섭취하지 않는 경우 화학작용으로 몸의 수분량이 술어 일시적으로 체중 감량 효과를 보게 되지만, 탄수화물을 다시 섭취하면 수분을 흡수하여 체중이 늘어난다.)

그 말에 좌우되어 자신의 삶을 망치지는 않는다.

다이어트의 성패 역시 심리적인 요인이 크게 작용한다. 하이디처럼 엄마와 아내, 직업인으로서의 역할을 다하기 위해서는 삶의 경계를 균형 있게 설정하는 것이 무엇보다 중요하다.

나의 건강과 더불어 가족을 생각하는 균형 잡힌 시선을 갖게 될 때 일이든 다이어트든 개인적 삶이든 충만하게 영위할 수 있다. 주변 사람들의 욕구와 삶을 존중하는 만큼 내 삶과 아름다워지고 싶은 욕구를 동등하게 생각하기 때문이다. 그런 사람이라면 작은 유혹에 흔들리지 않고 꾸준하게 자신의 몸을 관리할 수 있다.

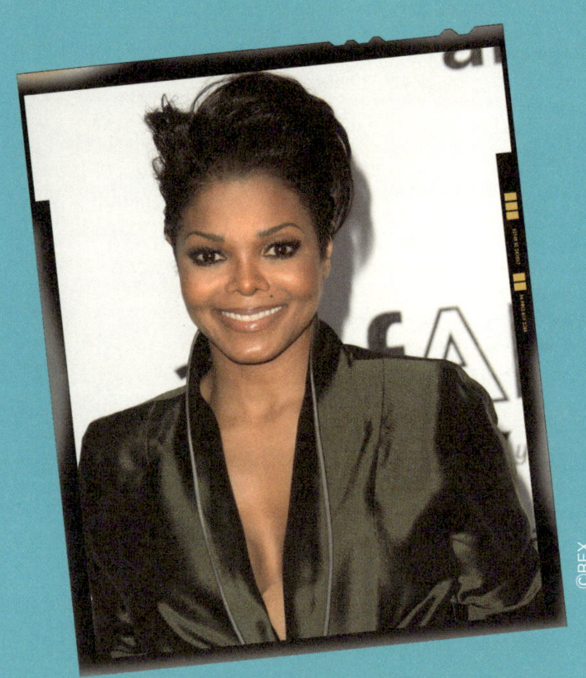

©REX

Janet Jackson

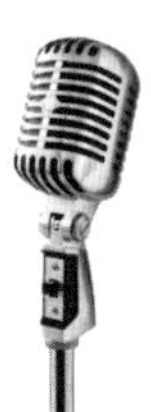

무소의 뿔처럼
혼자서 가라

귀여운 막내딸에서 팝의 디바로

"저는 집을 떠나 독립하고 싶었어요. 저에게 영향을 미치던 아버지로부터 완벽하게 독립하고 싶었어요. 물론 아버지께 '더는 아버지와 일할 수 없어요. 이제 나의 길을 가겠어요.' 하고 말하는 것은 무척 어려운 일이었지만 저는 결국 그렇게 했어요. 독립한 것이죠."

이토록 아버지와 가족에게서 독립하고자 한 여인이 누구일까? 놀랍게도 세계에서 가장 유명한 팝 가족, 잭슨 패밀리의 막내딸 자넷 잭슨이다.

노래와 춤에 뛰어난 재능을 보였던 잭슨가의 남매들은 이미 어려서부터 그룹을 결성해 활동했다. 덕분에 이미 10대 때부터 가족으로 그룹을 이뤄 음반을 팔고 공중파 프로그램을 통해 선풍적인 인기를 끌 수 있었다. 자넷 잭슨 역시 잭슨 남매 중의 막내로 어렵지 않게 음악적 재능을 가족들과의 하모니를 통해 세상에 선보일 수 있었다.

자넷 잭슨은 CBS의 버라이어티 쇼였던 〈The Jacksons〉를 통해 데뷔했는데, 이 쇼는 잭슨가의 남매를 주인공으로 한 것이다. 이 방송을 통해 인지도를 키워 가던 그녀는 남매들의 매니저 역할을 맡아 하던 아버지의 주선으로 16세 때에 첫 앨범 〈Janet Jackson〉을 발표했다. 이 앨범이 빌보드 R&B 앨범 차트에서 6위에 오르면서 가수로서의 입지가 더욱 탄탄해졌다. 솔로 가수로서의 그녀가 가진 재능과 역량이 서서히 드러나기 시작한 것이다.

그녀의 두번째 앨범 〈Dream Street〉은 모든 남매가 함께 제작에 참여한 앨범이었다. 그녀의 오빠인 팝의 황제 마이클 잭슨도 이 앨범에서 백 코러스를 일부 맡았다. 그녀의 모든 활동은 매니저인 아버지의 영향력 아래 있었다.

두 번째 솔로 앨범을 낸 뒤부터 자넷 잭슨은 자기만의 노래를 해야겠다는 결심을 했다. 더는 아버지나 가족들의 영향 아래에서 활동할 수 없다는 판단을 내린 것이다.

새가 둥지를 떠나듯이

자넷 잭슨은 아버지를 비롯한 가족들의 영향으로부터 온전하게 벗어나고 싶었다. 새도 둥지를 떠나야만 날갯짓을 시작할 수 있듯이, 자넷은 자신의 힘으로 원하는 음악을 하고 싶었던 것이다. 다른 형제들에 비해서 독립적인 성향이 강했기에 그녀는 아버지의 통제 아래에서 활동하기를 거부했다. 스스로의 힘으로 서고 싶었던 것이다. 그래서 자신의 음악을 찾고 그 음악으로 세상과 소통하고 싶은 마음으로 아버지와 가족들로부터 거리를 두게 되었다. 새로운 음악 여정이 시작된 것이다.

아버지의 그늘을 벗어나 새로운 구성원들과 같이 작업한 결과로 세상에 나오게 된 자넷 잭슨의 세 번째 앨범 〈Control〉은 그녀가 새로운 디바의 자리에 올라섰음을 알리는 신호탄이었다. 그녀가 가족에게서 멀어지며 얻은 결과인 세 번째 앨범은 팬들과 평론가들로부터 호평을 받았다. 이 앨범 중 다섯 곡이 빌보드 차트 5위 안에 드는 기염을 토했다. 앨범 중 한 곡이 빌보드 차트 100위 안에 드는 것도 무척 어려운 일인데, 하나의 앨범 안에 있는 다섯 곡이나 상위권에 올랐다는 것은 그녀가 가진 음악적 재능과 능력이 얼마나 뛰어난지를 바로 보여 준다. 자넷 잭슨은 완전히 독립된 자기 삶을 개척하게 된 것이다.

가족을 넘어서듯 자신도 넘어서야

자넷 잭슨은 할리우드에서도 고무줄 체중으로 유명한 셀러브리티이다. 보통 10~20kg의 체중이 단기간에 올라갔다 내려갔다 하는 모습이 파파라치 사진으로 자주 언론에 공개됐다. 이 정도로 몸무게 차이가 많이 나는 경우는 음식물 섭취 장애에 해당한다. 실제로 자넷 역시 여러 인터뷰에서 자신이 음식물 섭취 장애를 가지고 있다는 사실을 인정하기도 했다. 어린 시절에 형성된 폭식 습관이 있는 것이다.

앞서 언급했듯이, 음식물 섭취 장애는 정서적인 문제에서 출발한다. 그래서 혹자는 섭식 장애를 앓고 있는 이들이 '정서적 식욕(Emotional Eaters)'으로 먹는다고 한다. 외로움, 슬픔, 분노, 공허함, 우울함 등 정서적인 문제들로부터 자기 자신을 보호하기 위해서 과도하게 먹거나 아예 먹지 않는 선택을 한다. 자넷 잭슨의 이런 증세는 이미 10세 이전부터 시작되었다.

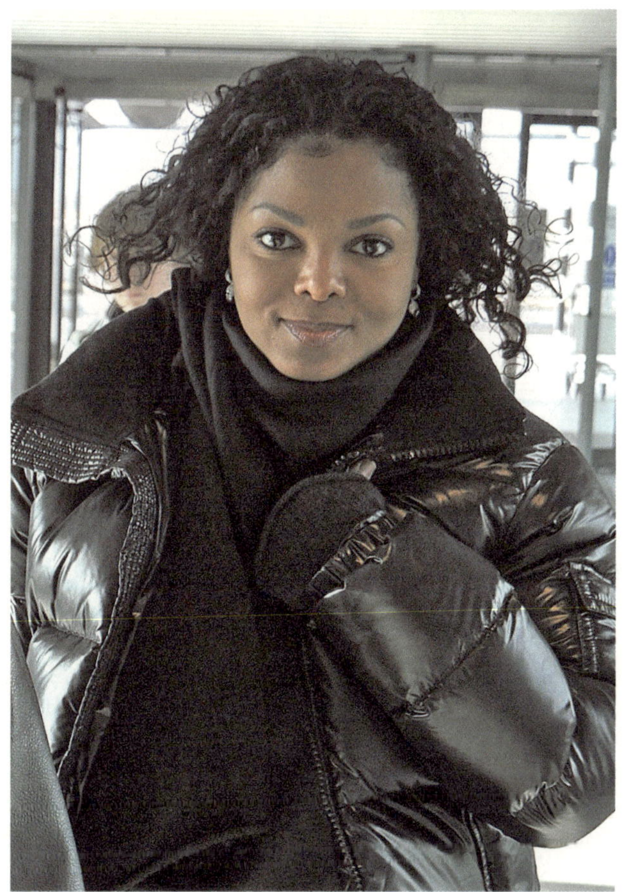

어린 시절 형성된 자넷 잭슨의 폭식 습관은 성인이 되서도 계속되어 할리우드 스타 중
체중 변화의 폭이 큰 연예인으로 손꼽힐 정도이다.

음식으로 초조함을 달래는 사람들

불안하고 초조하면 배가 고프지 않아도 끊임없이 음식을 먹는 사람들이 있다. 만약 이 글을 읽고 있는 당신의 얘기라면 지금 당장 음식량을 줄이고 음식을 골라서 먹어 보자. 그리고 전보다 더 많이 몸을 움직여 보자. 당장은 불안함이 몰려올 것이다. 안심할 것은 당신이 그렇게 느낀다면 제대로 가고 있는 것이니 포기하지 말고 꾸준히 실천해 보자. 참지 말고 머물러 볼 것을 권한다. 참는 건 불안하지 않다고 자신을 속이는 일이고, 견디는 건 지금 그대로를 인정하는 것이다.

　　　　　　　"제가 10살도 되기 전의 일이에요. 아버지는 저를 집에 놔두고 오빠들과 언니를 데리고 여러 지역으로 순회 공연을 떠나셨죠. 아버지와 형제들이 떠난 집에 남아 있는 것은 저에게는 견딜 수 없이 힘든 시간이었어요. 그때부터 폭식하는 습관이 생겨났어요. 가족들이 투어로 떠난 기간에는 마구 먹어 대기 시작했어요. 그러다가 가족들이 다시 모이게 되면 그런 습관이 사라졌죠. 하지만 다시금 가족들과 떨어져 있게 되면 또 폭식했어요. 그건 제힘으로 전혀 통제할 수 없는 일이었어요."

그녀는 어린 시절부터 가족들의 부재 탓에 정서적인 허기와 불안감을 느껴야 했다. 온 가족이 다 모여 있을 때 북적거림과 안정감을 느끼다가 어느 날 갑자기 눈앞에서 사라진 가족들의 빈자리를 느낄 때의 허기는 말로 다 표현할 수 없을 정도로 깊고 허탈한 것이었다. 그럴 때 어린아이가 선택하는 방법은 많지 않다. 달콤한 초콜릿 케이크와 향긋한 바닐라맛 아이스크림은 멋지게 마음의 공복감을 해결해 주는 방법이 되었다.

　자넷의 가족들이 자넷의 이러한 속마음을 알았더라면 가족들과 헤어지기 전에는 좀 더 따뜻하고 친밀한 대화를 통해 그녀를 푸근하게 안아 주고 안심시켜 주지 않았을까 생각해 본다. 하지만 안타깝게도 그녀에게는 그런 배려가 없었다. 어린 자넷은 마치 버림받은 것과 같은 외로운 상황에서 자신을 구하는 방법을 생각해 냈고 그 방법은 안전하고 감사한 음식물의 섭취였다.

　이런 해결책은 여러 차례의 반복을 통해서 내면화되고 습관으로 굳어졌다. 특히 어린 시절에 경험하고 학습한 일은 더욱 깊이 내면화되고 습관화된다. "세 살 버릇이 여든 간다."라는 속담이 하나도 틀리지 않다. 어린 시절에 마음속 깊이 박힌 상처나 아픈 기억들은 쉽게 치유되지 않고 평생을 지배하는 경우가 대부분이다. 자넷에게는 수시로 투어를 떠나는 가족들의 빈자리가 너무 크게 다가오는 상처였고, 그 상처를 채워 주었던 것은 사람이 아니라 음식이었다. 잘 먹고 많이 먹을수록 가족들의 빈자리 때문에 생긴 자넷의 외로움을 채울 수 있었다.

'나'를 믿어야 한다

독립적인 삶을 추구하는 사람들은 어려운 환경 속에서도 자신에 대한 확고한 믿음이 있다. '내 안의 재능과 열정을 믿어. 그리고 그것들을 꾸준히 키워 간다면 반드시 해낼 거야.'라는 긍정적인 메시지. 이런 믿음을 마음속에 단단히 갖고 있다면 다른 이들의 의견에 삶이 크게 좌우되지 않는다. 자신만의 중심이 생기는 것이다.

자넷 잭슨이 탄탄하게 보장된 가족 내의 삶에서 독립을 추구했던 이유는 바로 거기에 있었다. 그녀는 자신에 대한 믿음이 있었기에 아버지와 함께 일하는 동안에 내적인 갈등을 겪었던 것이다. "이렇게 하는 것은 아닌데, 이런 식으로 가면 안 되는데……." 하는 마음이 있었기에 자기 스스로 삶을 개척하기 위해 뛰어들게 됐다.

솔로 가수로서 자넷 잭슨은 다른 많은 여가수의 롤 모델이 되었다. 브리트니 스피어스, 제니퍼 로페즈, 크리스티나 아길레라 등 수많은 후배 가수가 그녀의 노래와

뮤직 비디오, 춤 등을 보고 자랐다. 그녀의 음악은 하나의 역할 모델이자 배우고 싶은 교과서였다. 자신의 가슴속에 있는 열정과 재능을 알았고 그것을 기꺼이 꺼내어 세상에 보여 주었던 용기는 그녀가 미국 팝음악에서 중요한 위치를 차지하도록 해 주었다. 그리고 또 다른 많은 이들에게 꿈을 심어 주는 계기가 되었다.

이처럼 독립적이고 열정 가득한 자넷이었지만 섭식 장애라는 문제는 쉽게 해결할 수 없었다. 어린 시절의 심리적 상처를 음식으로 해결하는 습관은 어른이 되어서도 쉽게 고쳐지지 않는다. 스스로 문제를 알고 있으면서도 고치기가 너무 어렵다는 사실이 큰 문제다. 인식하고 있는 자신의 문제를 현실에서 실천해 해결할 힘이 있느냐가 관건이다. 그러기 위해서는 당연히 강력한 동기가 필요하다.

자넷 잭슨은 자신이 어린 시절부터 겪은 불안감이 원인이라는 사실을 알고는 있지만 예나 지금이나 자신을 통제하는 데에는 한계를 느낀다.

> "여전히 스트레스를 받으면 정신없이 체중이 불어나도록 먹고, 다시 정신을 차리고 운동과 식이요법에 집중하게 되면 평상시의 균형 잡힌 몸으로 돌아가곤 했어요."

오뚝이처럼 다시, 또다시

여성은 남성보다 근육량이 적기 때문에 복근을 키우기가 무척 어렵다. 자넷은 여성 셀러브리티들에게는 드물게도 초콜릿 복근을 자랑하는 스타로 알려졌다. 외국 언론에서는 그녀의 근육질 몸매를 칭찬하는 방송을 내보내기도 했다. 하지만 폭식 습관 때문에 이런 몸매도 자꾸만 무너졌다.

자넷은 다이어트에 여러 번 도전했다. 그리고 여러 번 실패했다. 하지만 결코 포기하지는 않았다. 탄력 있고 균형 잡힌 몸만들기를 위해 온 힘을 다했다. 자신의 다이어트는 단순히 몸매를 위한 것만이 아니라 자신이 극복해야 하는 심리적인 문제를 포함하고 있다는 걸 알고 있었기 때문이다.

자넷은 전문가의 도움을 통해 식생활 습관을 개선하고 건강한 몸을 유지하기 위한 노력을 멈추지 않았다. 그녀와 오랫동안 호흡을 맞춰 온 개인 트레이너 토니 마르티네스는 그녀와 함께 무너진 생활 습관을 바로잡고 체계화된 다이어트 프로그램으로 그녀가 다시금 초콜릿 복근을 되찾도록 돕고 있다. 물론 요요 현상이 올 때도 많았지만 그때마다 주위 사람들의 도움을 받아 다시 몸을 관리했다.

다이어트 전문가들이 성공적인 다이어트의 전제조건으로 이구동성으로 강조하는 것이 한 가지 있다.

"오늘의 실패 때문에 당신의 계획 전체를 버리거나 포기하지 마세요."

여러 차례 같은 실수가 반복될 때 우리는 어떻게 반응하나? 자신에 대한 수치심이나 부끄러움을 느끼게 된다. 알면서도 지키지 못하는 자신의 무능에 대해 책망한다. 그러면 이것저것 가릴 것 없이 다 보기 싫고 하기 싫어진다. 이럴 때일수록 필요한 자세는 '자기 자신을 이해하는 마음'이다. "그땐 그럴 수밖에 없었어. 오죽하면 그랬겠어?" 하고 자신을 토닥여 주어야 한다. 비록 같은 실수를 반복하더라도 계속 시도해야 한다. 나를 인정하고, 도망가지 않는 용기를 가지면 문제는 조금씩 조금씩 해결되어 간다.

자넷 잭슨의 다이어트 노하우–
소량씩 자주 먹기

강인한 여성, 자넷 잭슨은 역시 포기하지 않았다. 시도, 또 시도하면서 4개월 만에 28kg을 감량하였다. 다음은 그녀가 실행에 옮겼던 네 가지 다이어트 원칙이다.

첫 번째, 하루에 먹는 식사량을 네 끼 내지는 다섯 끼로 적게 나누어 먹는다.

자넷은 기름기를 뺀 육류, 정제하지 않은 통곡물로 만든 담백한 음식을 즐긴다. 중요한 것은 포만감을 유지하기 위해 한 번에 먹을 양을 최대한 줄여서 자주 먹는 전략이다. 한 번에 먹을 양을 두세 번에 걸쳐 나누어 먹게 되면 일단 위 용량이 줄게 되어 전체적인 식사량이 줄어드는 효과를 볼 수 있다. 또한 소량씩 자주 먹으면 포만감의 지속 시간이 길어져 배고픔을 적게 느낀다. 이것이 과식을 막아 주는 원리이다.

두 번째, 하루에 먹는 양이 1,400 kcal를 넘지 않도록 조절한다.

자신이 하루에 먹는 양을 정확히 계산해 필요 이상의 양을 먹지 않도록 주의한다. 이런 과정은 자연스럽게 칼로리가 낮고 몸에 좋은 음식을 찾고자 하는 노력을 하게 해 주어서 다이어트에 굉장히 효과적이다.

세 번째, 가공식품은 어떤 종류라도 먹지 않는다

특히 흰 밀가루, 설탕 등이 들어간 음식을 멀리한다. 대신에 채소나 과일 등 자연 그대로의 식품을 먹는다. 알코올 음료와 콜라 등 탄산음료는 마시지 않는다. 단, 적포도주는 조금씩 마신다.

자넷은 투어 기간에 특히 더 이러한 원칙을 준수한다. 투어 기간에는 최상의 몸 상태를 유지해야 하는데 알코올 음료나 탄산음료는 몸의 균형을 깨뜨리는 치명적

1. 다이어트 플랜
1,300~1,650kcal에 맞춘 다이어트 식단 적용. 하루 먹는 양을 식사와 간식으로 나누어 진행함으로써 위 용량이 늘지 않도록 관리한다.

2. 1 Day 식단
아침_달걀흰자 4개와 노른자 1개, 포도 반 송이, 오트밀과 우유를 넣은 팬케이크 2조각, 베이컨 2조각
간식_단백질 셰이크 1잔
점심_올리브유로 구운 치킨 2조각, 그린 샐러드 또는 참치 샐러드 1/2컵
간식_치즈 3장, 말린 크랜베리 또는 아몬드 12알
저녁_구운 생선 2조각, 현미밥 1/2공기 또는 구운 아스파라거스를 곁들인 참치 1조각

**자넷 잭슨의
다이어트**

3. 운동 스케줄
- 주 2회 하체 운동_런지나 스쿼트 등의 하체 운동을 통해서 하체 라인을 균형 있게 관리
- 주 2회 상체 운동_팔 굽혀 펴기, 가슴 운동, 이두근·삼두근 강화 운동, 어깨 강화 운동
- 주 3일 복근 강화 운동
- 주 5, 6일 유산소 운동_킥복싱, 농구, 테니스, 야구, 줄넘기, 수영, 달리기 등의 운동을 흥미에 따라 하기

인 음료들이다. 아무리 스트레스를 받고 피로를 풀고 싶은 욕심에 갈증이 나더라도 이 음료들은 엄격히 금지한다.

네 번째, 건강한 삶을 위한 네 가지 원칙을 지킨다.

충분히 자기, 적게 먹기, 좋은 것 먹기, 자주 먹기.

그녀가 다이어트 프로그램을 진행하면서 중점을 두었던 부분은 지속적인 학습이었다. 새로운 행동을 내면화하려는 방법 중의 하나는 좋은 습관이 가지는 이점에 대해서 계속 공부하는 것이다. 좋은 습관이 주는 이로운 점에 대해서 뇌가 적응하고 이해할 때까지 계속해서 공부하고 근거 자료들을 입력

힌다. 그러면 어느새 뇌가 새로운 행동에 대해 호감 어린 반응을 보이게 된다. 이때가 바로 행동과 습관이 바뀌게 되는 중요한 포인트이다. 학습 전문가들의 말에 따르면 아무리 힘든 행동도 3일간 반복되고, 1주일 이상 반복되면 습관으로 굳어질 확률이 매우 높아진다고 한다.

할리우드 셀러브리티들에게 개인 트레이너가 있어서 가장 좋은 점은 건강한 식사 습관과 운동 요법에 대해서 트레이너들이 가지고 있는 전문적인 노하우와 지식을 체계적으로 전수받을 수 있다는 것이다. 또한 그러한 노하우와 지식을 단순히 주

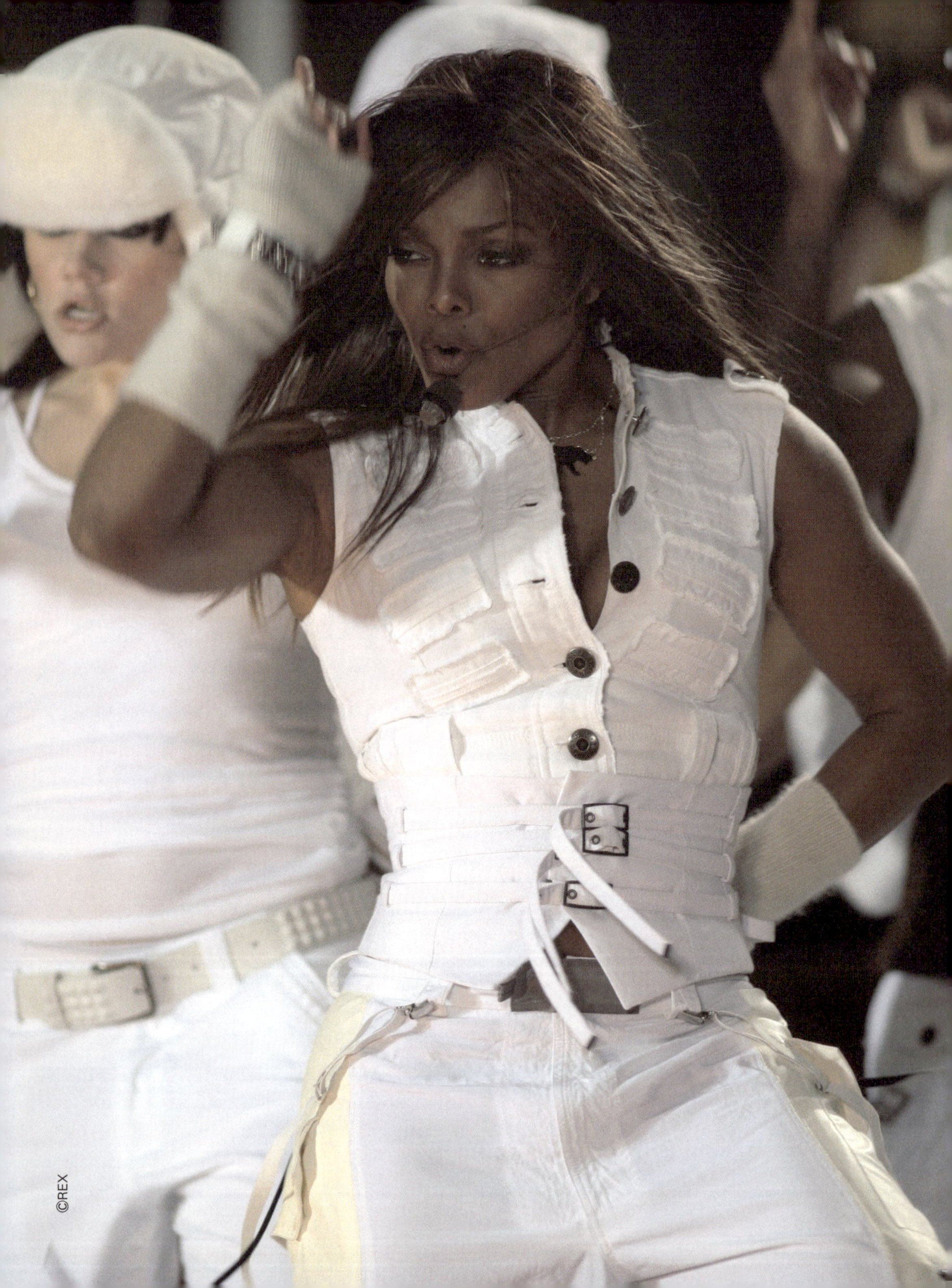

©REX

입받는 것이 아니라, 실천하는 사람들의 수준과 몸 상태에 맞춰 장기적인 계획 아래 단계적인 다이어트 프로그램을 지도받을 수 있다는 점이다.

독립적인 삶

자신에게 영광이자 상처였던 가족들로부터 몸과 마음을 온전히 독립하여 살고자 하는 자넷의 노력은 아직도 진행형이다. 음악적인 면에서는 가족의 명성을 뛰어넘어 자신만의 개성 있는 세계를 구축했지만 어린 자넷이 가족의 부재 탓에 겪었던 정서적인 어려움은 현재까지 몸에 영향을 미친다.

자넷 잭슨은 이러한 영향으로부터 독립하기 위해서 꾸준히 공부하고 실천한다. 자넷 잭슨 스스로 포기하지 않는 이상 그녀는 서서히 가족으로부터 몸도 마음도 독립한 삶을 살아가게 될 것이다.

드류 베리모어
Drew Barrymore

비욘세 노울즈
Beyonce Knowles

어맨다 사이프리드
Amanda Seyfried

PART 4

Here&Now

지금 여기에서 나의 몸과 마음을 받아들여라!

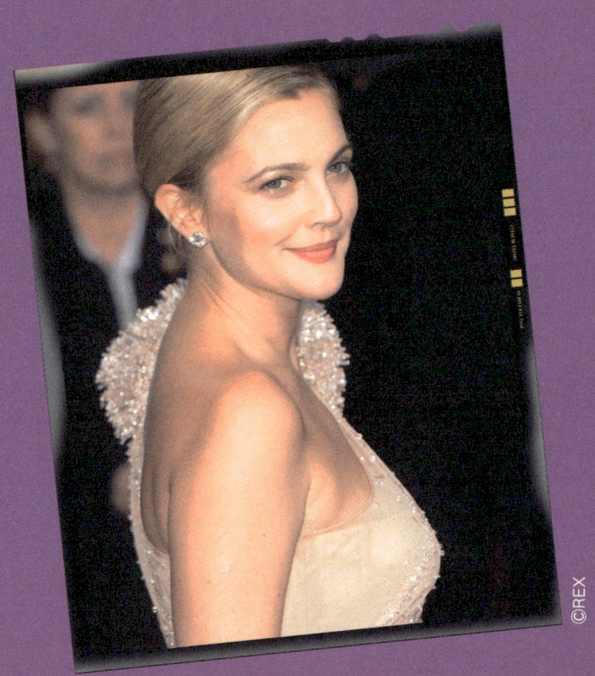

©REX

드류 베리모어

Drew Barrymore

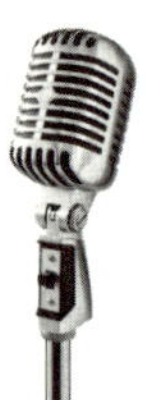

이토록 열정적인
긍정의 힘

〈ET〉의 꼬마 숙녀, 다시 정상으로

드류 베리모어는 할리우드를 대표하는 아역 배우 출신이다. 그녀가 출연한 스티븐 스필버그 감독의 SF 영화 〈ET〉는 이례 없는 흥행을 이루었고, 덩달아 드류 베리모어의 이름도 전 세계에 알려졌다.

조부모 때부터 가족 모두 배우 활동을 했기 때문에 드류 베리모어도 일찍부터 연기에 눈을 떴다. 자연스럽게 배우들의 세계에서 어울렸다. 생후 11개월에 광고를 찍을 정도였으니 두말할 것도 없다.

그러나 아직 어린아이가 맞이하게 된 화려한 스타덤은 그녀에게 족쇄가 되었다. 아홉 살에 시작한 흡연, 열한 살부터 접한 술과 마리화나, 열세 살에 시도한 자살……. 드류 베리모어는 남들보다 일찍 성공한 만큼 더 일찍 혼란과 방황의 길로 들어섰다.

어둡고 긴 10대의 터널을 지나던 드류 베리모어는 결국 재활 치료를 받았다. 다행히 재활 치료가 성공해 그녀는 서서히 다시 삶의 의지를 갖추게 되었다. 그녀의 이런 행보는 늘 언론의 주목을 받곤 했는데, 패리스 힐튼이나 린제이 로한 등이 최근에 보여 주는 모습과도 닮았다. 할리우드 안에서 잘못된 생활로 어려움을 겪은 셀러브리티의 원조격이라고 할 수 있다.

그녀는 삶의 균형을 되찾으면서 일에서도 서서히 정상의 자리로 가고 있다. 1995년부터 자신이 설립한 영화사 플라워 필름을 통해 〈25살의 키스〉, 〈그는 당신에게 반하지 않았다〉 등 다양한 영화를 제작하고 배우로도 출연하였는데, 대표작이 〈미녀삼총사〉이다. 이 영화로 그녀는 배우로서뿐 아니라 제작자로서의 역량도 드러냈다. 이제 그녀의 활짝 피어난 사랑스러운 미소를 영화에서 자주 볼 수 있게 되었다.

바지가 들어가지 않던 날

사실 드류 베리모어는 깡마르거나 몸매가 늘씬한 편은 아니다. 할리우드에서 열광하는 몸매가 아니라는 뜻이다. 하지만 드류 베리모어 자신도 그런 인기 있는 몸매에 대해 크게 관심이 없어 보인다.

> "전에 잘 맞던 바지가 맞질 않더군요. 그때야 '아! 내가 체중이 많이 불었구나. 살 좀 빼야 되겠다.'라는 생각을 하게 되었죠."

보통 셀러브리티들은 자신의 몸무게에 민감하게 반응하고 대처하기 마련이다. 하지만 드류는 바지가 맞지 않게 되어서야 다이어트를 시작했다. 개인 트레이너를 고용해 도움을 받고, 운동으로 10kg을 감량하였다.

평소에 자신이 원하는 바를 명확하게 알고 자신이 원하는 것을 제대로 표현하는 드류 베리모어. 그녀에게 다이어트란 자신이 원할 때, 변화가 필요하다고 여길 때 실행에 옮기는 것이다. 이것은 무척 현명한 일이다. 강박적으로 자기 자신을 괴롭히려 들지 않기 때문이다.

그녀도 한때는 가학적인 방법으로 체중을 감량하기도 하고 어떤 때는 체계적이고 과학적으로 감량했다. 어쨌든 그녀가 항상 열정을 다해 자신의 몸을 사랑하고 돌본다는 점은 같다.

방황을 이겨 낸 힘이란?

드류 베리모어는 할리우드의 대표적 아역 배우이자 방황한 스타로서도 대표적이다. 그녀의 약물 중독은 해외 토픽으로 심심찮게 올라올 만큼 유명했다. 왜 성공한 아역 배우들에게 이런 일이 일어나는 걸까?

심리적으로 성장하지 못한 어린아이에게 너무 많은 자유가 주어지면 아이들은 통제되지 않은 상황 속에서 자기 파괴적인 선택을 하기 마련이다. 아이는 아무리 유명하다 하더라도 어디까지나 아이이다. 아이에게는 어른의 보호와 관찰, 교육이 필요하다. 교육과 보호의 과정을 통해서 아이가 자신을 절제하고 상황에 맞게 행동하는 법을 배우게 되는 것인데, 드류 베리모어는 그런 보호와 교육을 제대로 받을 수 없는 환경에 노출되어 있었다.

그런 어려움 속에서도 드류 베리모어가 가진 특유의 활발하고 솔직한 태도는 그녀에게 힘을 주었다. 자기 자신을 잘 드러내는 사람들의 특징은 자의식이나 자격지심이 강하지 않다는 것이다. 자격지심이 강한 사람은 자기를 가려 줄 것을 본능적으로 찾고 자꾸 누군가의 뒤로 숨거나 자기 모습을 감추고 싶어 하는 마음을 갖게 된다. 하지만 드류 베리모어는 숨지 않았고 당당하고 솔직하게 자신을 드러냈다. 자신이 겪은 삶의 모든 과정을 받아들이고 순간순간 충실하게 사는 법을 선택했다.

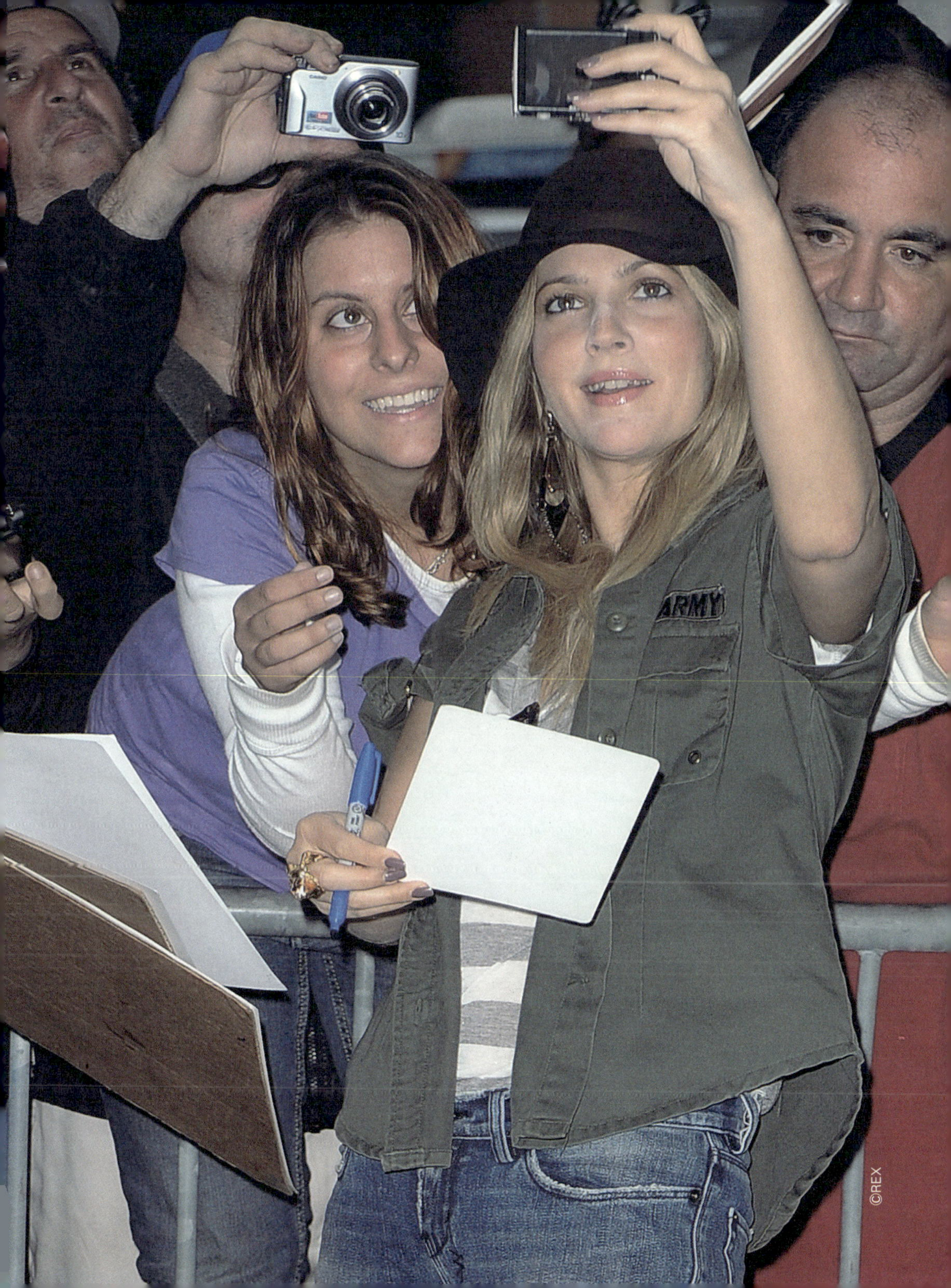
ARMY

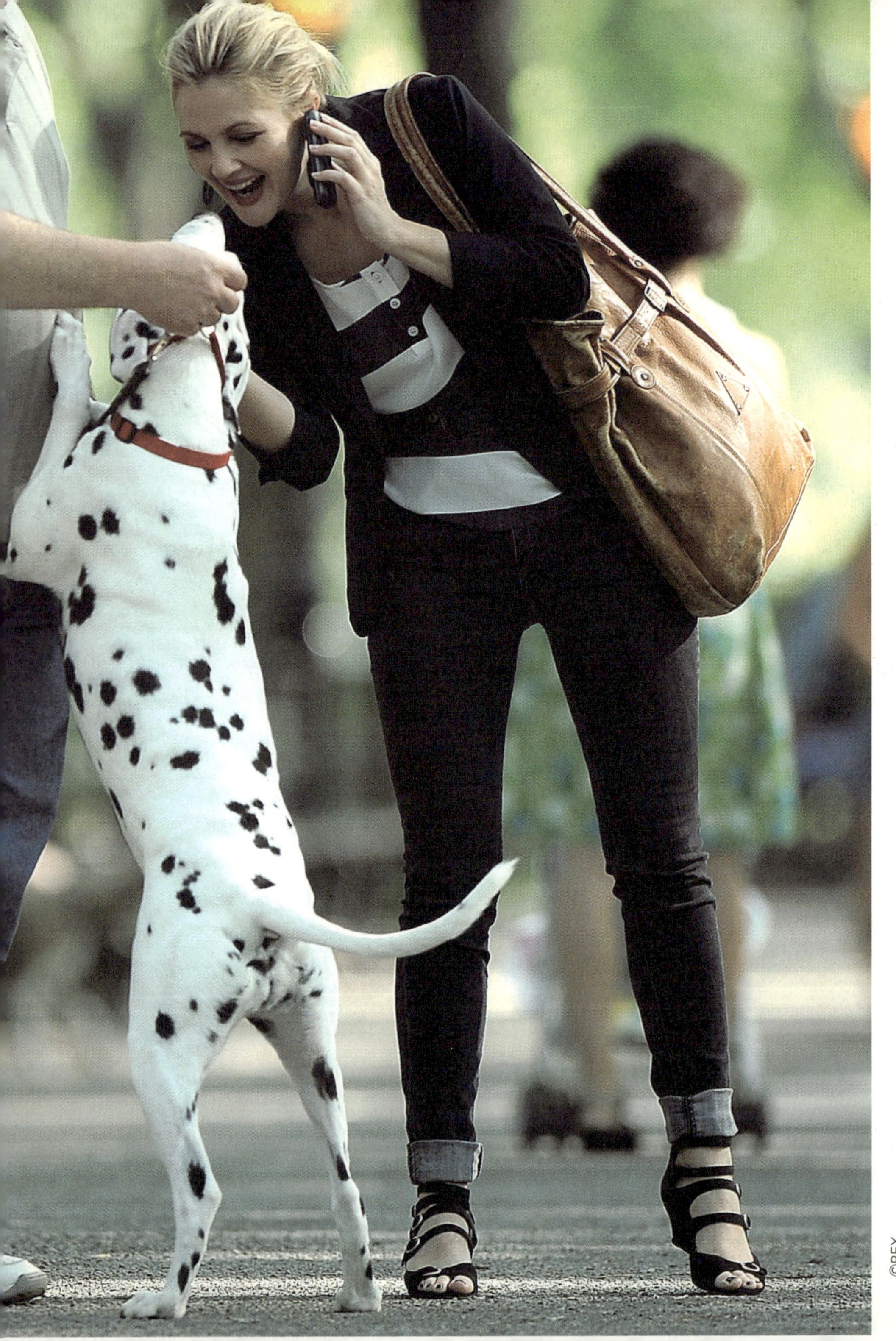

긍정의 힘 다이어트

"사실 제가 할리우드에서 원하는 깡마른 몸매가 아니잖아요. 하지만 그런 것들에 대해서 신경 쓰려고 하지 않아요. 일일이 대응하다 보면 제가 어떻게 살 수 있겠어요. 자신에게 주어진 하루하루를 재밌고 신나게 살기에도 부족한데, 다른 이들의 눈치를 보면서 산다는 것은 재앙에 가까운 삶이에요."

드류 베리모어가 가진 심리적인 장점 중 가장 뛰어난 것은 긍정적인 태도이다. 그런 태도가 있었기에 어린 시절에 경험했던 어려움을 극복하고 제작자로, 할리우드 최고의 섹시 배우 중 하나로 자리매김했을 것이다. 그녀의 또 다른 매력은 그녀가 다른 셀러브리티들처럼 날씬하고 깡마른 체형을 굳이 유지하려 들지 않는다는 것이다. 그녀가 원하는 것은 적절한 선에서 자신의 매력을 드러낼 수 있는 몸매를 유지하는 것이다.

평소에 자신이 원하는 바를 명확하게 알고 있기에 자신이 원하는 바를 제대로 표현할 수 있다. 그렇다 보니 강박적으로 자기 자신을 괴롭히려 들지 않는다.

삶을 살다 보면 갑작스럽게 체중이 불어나거나 몸이 아프거나, 아니면 하던 일이 제대로 이루어지지 않는 등 다양한 문제가 생긴다. 이렇게 문제가 생겨났을 때 사람들이 보이는 반응을 크게 두 가지로 나눌 수 있다.

1. 문제가 생겼구나. 그렇다면 이 문제를 해결하기 위해서 지금 나에게 필요한 것이 무엇이지?

2. 문제가 생겼어. 이건 결국 다 내가 못난 탓이야. 나처럼 부족한 사람이 하는 일이 다 그렇지 뭐! 역시 난 뭘 해도 안 되는 사람이야.

두 가지 반응에서 차이점이 보이는가? 1번과 같은 태도는 긍정적이고 적극적인 태도이고, 2번과 같은 태도는 부정적이고 소극적인 태도이다. 빠르고 적극적인 문제 해결은 당연히 1번 태도를 보인 사람들에게서 일어난다. 2번과 같은 심리적 태도는 흔히 자책과 관계가 깊다. 자책이란 자기 존재 자체를 못마땅해하고 못난 사람으로 규정짓는 것이다. 자신의 행동에 대해서 생각하다가 문득 자기 존재 자체를 부정적으로 바라보게 된다. 행동이 아니라 자신의 존재에 초점을 두는데 이런 때 자신을 변화시키기가 무척 어렵다. 잘못된 행동을 했다면 바로잡으면 된다. 하지만 내가 잘못된 사람이라면 바로잡을 길이 없다.

나는 어떤 생각을 가졌는지 곰곰이 생각해 보기 바란다. 뜻밖에 2번 유형의 사람이 아주 많다. 이런 심리적 특성이 있는 사람들은 다른 일뿐 아니라 다이어트에서도 극심한 어려움을 겪고 쉽게 폭식의 유혹에 빠지거나 요요 현상을 겪게 된다.

> "거봐! 내 또 이럴 줄 알았어. 나처럼 의지력 약한 사람이 무슨 다이어트야!"

이런 말을 하는 사람들을 눈여겨보면 2~3일 다이어트를 잘하다가도 잠깐의 유혹으로 운동을 소홀히 하거나, 자기 전에 아이스크림을 먹는 등 실수를 할 때 이런 반응을 나타낸다.

하지만 이 반응의 크기는 너무 극단적이다. 사실 아이스크림을 먹기 전까지는 의지력을 발휘해 다이어트를 잘해 왔기 때문이다. 이럴 때 필요한 태도는 자신을 의지력 약한 사람으로 규정짓는 게 아니라, 뱃속에 들어간 아이스크림의 칼로리를 소비할 활동을 생각하는 것이다.

심리학 이론 중에 '자기 결정 이론(Self-determination Theory)'이 있다. 사람은 자기 자신의 행동과 운명을 자율적으로 선택할 수 있다는 이론이다. 한 사람이 자기 결정력을 가지게 되면 삶의 과제에 대해서 보다 오랫동안 고민하게 되고, 적극적이고 창의적인 사고를 하게 된다. 아울러 활동하는 동안 즐거움을 경험하게 되며 더 높은 수준의 성취를 이루게 된다. 반면에 자기 결정력을 가지지 못하면 삶의 과제 해결에 소극적으로 임하게 된다.

긍정적인 사람은 자신이 자기 운명을 결정할 수 있다고 믿는다. 다이어트 역시 마찬가지이다. 친구가 밤에 야식을 먹자고 유혹해도 그것을 거절할 수 있는 결정권이 나에게 있다는 것을 기억해야 한다. 밤에 아이스크림을 먹었다고 해도 칼로리를 소비하기 위한 활동을 할 결정권이 나 자신에게 있다. 어떤 일이든 되돌리지 못할 정도의 치명적인 실수는 존재하지 않는다. 그저 닥친 상황에서 할 수 있는 일을 찾아보면 해결할 수 있다.

"사실 제가 정크 푸드를 좋아해요. 햄버거와 콜라가 너무 먹고 싶을 때가 있어요. 그럴 때는 햄버거와 콜라, 감자튀김을 먹은 다음 조깅하러 나갑니다. 저는 다른 사람들처럼 제가 먹고 싶은 것을 참아 가면서 다이어트할 수는 없어요. 그긴 제게 너무 가혹하고 괴로운 일이죠. 다만 제가 먹었던 양만큼 어떻게든 활동으로 충당하려고 해요. 그럼 되는 것 아니겠어요?"

드류 베리모어에게는 이런 긍정성과 적극성이 있다. 다른 날보다 더 먹었으면 더 많이 뛰면 된다. 상황을 바라보는 눈이 무겁지 않고 유연하다. 그 상황에 맞게 해결책을 찾고 움직이는 자세가 돋보인다. 그런 가벼우면서도 긍정적인 마음 자세가 그녀로 하여금 성공적인 다이어트 결과를 얻게 한 것이다. 내 인생을 내가 결정할 수 있다는 자기 결정력이 확고한 사람들은 걱정과 근심 속에서 주저앉아 시간을 낭비하지 않는다. '그냥 해보자. 하면 된다. 일단 방법을 찾아보자.'라는 식이다. 방법을 찾다 보면 해결책이 나타나기 때문이다.

정말 심각한 문제는 당신이 어젯밤에 운동을 빠뜨리고 아이스크림을 잔뜩 먹은 후에 잠을 청했다는 사실이 아니라, 그렇게 행동한 자신을 보면서 "난 안 되는 사람이야."라고 자기 비하에 빠지는 것이다. 당신이 구제불능인 게 아니라 이런 날도 있고 저런 날도 있을 뿐이다. 이런 날은 이런 날에 맞는 해결책을 찾고, 저런 날은 저런 날에 맞는 해결책을 찾아서 행동에 옮기면 그만인 것이다.

드류 베리모어도 처음에는 식품의 양과 종류가 매우 엄격한 다이어트를 했다. 하지만 그런 방법이 자신에게는 그다지 적합하지 않다는 것을 알게 되었다.

"저도 처음에는 다른 사람들처럼 엄격한 식단표에 따라 생활했어요. 그런데 그렇게 굶듯이 다이어트를 하면 마치 저 자신이 살아 있는 것 같지 않아 불행했어요. 그래서 먹고 싶은 것은 꼭 먹어요. 대신에 더 움직이려고 했죠. 한마디로 맛있는 음식을 먹기 위해서 운동한다고 보시면 돼요."

그녀가 운동하는 이유는 자신이 먹고 싶은 것을 충분히 먹기 위해서다. 부지런히 운동하다 보면 맛있는 것을 먹으면서 즐겁게 지낼 수 있다는 것이 그녀의 지론이다. 그녀의 성격답게 긍정적이고 적극적인 발상이다.

힘껏 떠벌려라!
그러면 빠질 것이다!

무슨 일이든 적극적으로 해내는 사람들을 보면 약간은 과장되어 있다는 느낌이 들 만큼 자신의 꿈과 계획을 긍정적으로 사람들에게 이야기하고 다닌다. 아직 시작하지도 않은 일에 대해서 그렇게 이야기하는 사람들을 보면 조금은 가벼워 보이기도 한다. 그런데 그런 사람들이 행동력까지 갖추면 최상의 결과가 나오는 것을 종종 볼 수 있다. 이러한 현상을 심리학에서는 '떠벌림 효과(Profess Effect)'라고 부른다. 도이치, 게라트라는 심리학자들이 실험한 바로는 다른 사람들에게 자기 생각을 말할수록 자기 생각에 대해서 좀 더 확고한 관점을 갖게 되고, 쉽게 바꾸지 않게 된다고 한다.

드류 베리모어는 지인들에게 자신의 다이어트 계획에 대해서 솔직하고 진솔하게 이야기를 한다. 또한 자신이 몸을 관리하는 철학에 대해서도 스스럼없이 이야기한다. 이런 사람에게는 요요 현상이 쉽게 오지 않는다. 자신의 말에 책임지려는 마음이 생겨서 자신을 더욱 잘 관리하게 되기 때문이다.

필자 역시 비슷한 경험이 있다. 3년 전 심리를 이용한 다이어트에 성공하게 되면서 주위 사람들에게 자랑 삼아 이야기를 하게 되었다. 성공에 대한 경험을 자주 나누다 보니 좀 더 잘 관리해야겠다는 확고한 마음이 들었고, 다이어트 습관이 깨지기 쉬웠던 몇몇 상황에서도 나를 잘 지킬 수 있는 내적인 힘을 갖게 되었다. 약해지려고 할 때마다 내가 실패했을 때 주위 사람들이 느낄 실망감, 스스로 느낄 부끄러움 등이 나를 붙들어 주었다. 주위 사람들에게 다이어트 성공담을 자주 이야기해 둔 것이 나를 보호해 주는 방어막 역할을 하게 된 것이다.

다이어트에 성공하는 데 필요한 태도 중 하나가 바로 이런 것이다. 자신이 다이어

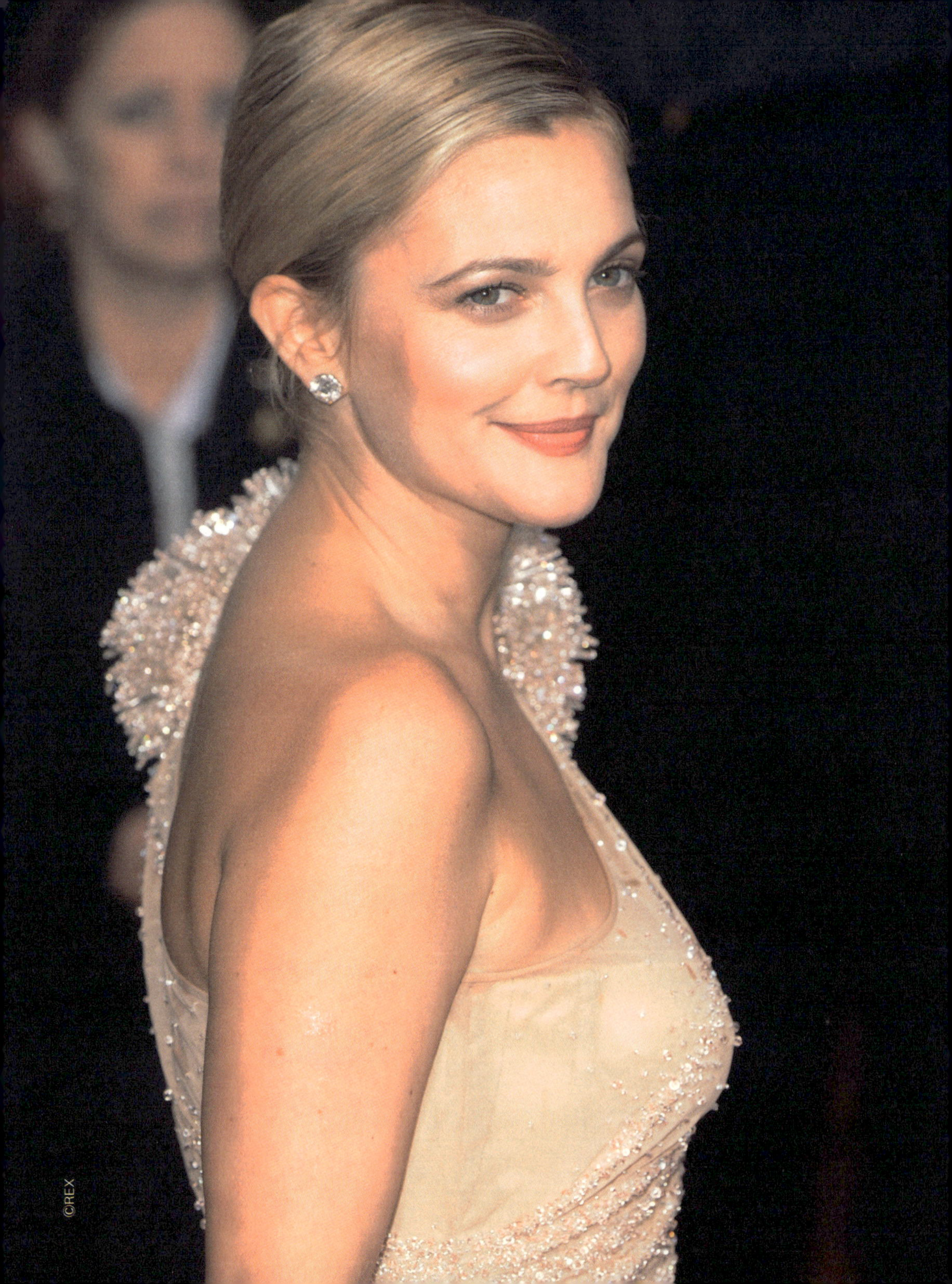
©REX

드류 베리모어의 다이어트 식단	아침_ 신선한 과일 샐러드 혹은 땅콩 버터를 얇게 바른 현미빵 **토스트**	
	간식_ 무설탕 젤리	
	점심_ 구운 치킨, 토마토와 샐러드 혹은 야채 샐러드	
	음료_ 하루에 물 8잔	
	저녁_ 밥, 토마토, 고추, 구운 칠면조 혹은 소스를 적게 넣은 소량의 파스타	
드류 베리모어의 운동 습관	**운동 특징** 하루에 45분 이상의 운동을 다양한 활동을 바꿔 가며 실시한다. 흥미롭게 참여할 수 있는 운동을 시도한다.	
	운동 스케줄 월요일_ 야외 달리기 화요일_ 파워 워킹 수요일_ 사이클링 목요일_ 수영 금요일_ 댄싱 또는 골프	

트 중이라는 사실을 주위 사람들에게 적극적으로 알려라. 목표 체중은 얼마이고 앞으로 어느 정도 살을 뺄 계획인지, 어떤 방법을 쓸 것인지 주위 친구들에게 자꾸 떠벌리다 보면 어느새 그 계획을 실천에 옮기고 있는 자신의 모습을 볼 수 있다. 할 수 있다고 큰소리쳤던 자신이 부끄러워서라도 관리할 힘을 얻게 된다.

드류 베리모어의 긍정적이고 적극적인 태도를 배워 보자. 스스로 자신의 존재를 자책하기보다는 행동에만 초점을 맞춰 보자. 잘못된 행동은 바로잡으면 된다. 그리고 자신이 하려는 다이어트를 주변 사람들에게 적극적으로 알리자. 자기 스스로 더 깊은 확신을 하게 될 것이다.

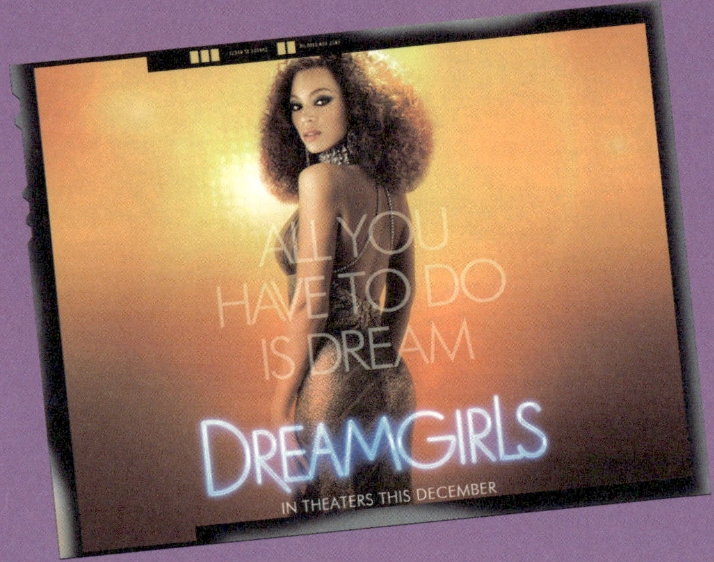
ALL YOU
HAVE TO DO
IS DREAM
DREAMGIRLS
IN THEATERS THIS DECEMBER

비욘세 노울즈

Beyonce Knowles

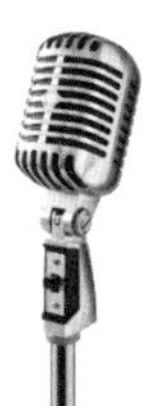

자유롭게, 무엇이든 가능하게

음악을 좋아하는 소녀로부터

비욘세 노울즈(Beyonce Giselle Knowles). 그녀의 이름을 들으면 무엇이 떠오르는가? 뛰어난 가창력? 검고 매끈한 피부와 크고 도전적인 눈? 아니면 글래머러스한 환상적인 몸매? 무엇을 떠올리든 괜찮다. 이 모든 것을 갖추고 있는 비욘세는 이미 그 이름만으로 지금 전 세계 선망의 대상이니까.

비욘세는 일곱 살이라는 어린 나이에 음악 활동을 시작했다. 비욘세처럼 어린 나이에 연예계에 진출하려면 부모의 절대적인 지지와 뒷받침이 있어야 한다. 비욘세는 음반 회사 매니저로 일하고 있던 아버지의 영향으로 음악과 친해졌고, 비교적 쉽게 활동을 시작하게 됐다. 처음에 비욘세는 솔로가 아니라 'Destiny's Child'라는 그룹으로 데뷔했다. 〈아메리칸 아이돌〉 같은 가수 데뷔 프로그램에 참여한 것이 시작이었다.

그러나 아쉽게도 프로그램에서 탈락하였다. 음악을 사랑하고, 앞으로 가수로 활동하게 될 꿈에 부풀어 있던 비욘세는 처음 맛보는 실패에 좌절했다. 하지만 곧 좌절을 털어 내었다. 브리트니 스피어스와 저스틴 팀버레이크 역시 자신과 같은 실패를 경험했다는 걸 알고 나서였다.

　　　　　　　　　　"아무리 대스타라 해도 처음부터 유명하지는 않았고, 누구나 실패를 겪은 적이 있다는 사실만으로 큰 위안을 받았어요."

비욘세는 이런 작은 실패와 성공을 통해 서서히 단련되기 시작하였다.

비욘세의 팀은 비욘세의 아버지가 매니저를 맡으면서부터 급격히 성장했다. 계속해서 음반사들의 오디션에 도전했고, 조금씩 두각을 나타냈다. 비욘세는 2000년부터 솔로로 활동하기 시작했다. 영화 〈오스틴 파워 3: 골드 멤버〉에 출연하는 것을 시작으로 여러 영화와 오리지널 사운드트랙에도 참여했다. 영화 작업 참여가 늘면서 배우로서 이름을 알리고, 2003년 정규 솔로 앨범을 내면서 본격적인 솔로 가수 활동에 나섰다. 팀 활동에서 영화배우로, 또 솔로 가수로 그녀는 자신만의 색깔을 내기 위해 계속해서 변신을 시도했다.

그러나 늘 어려움은 있는 법. 데뷔 시절 한 팀이었던 'Destiny's Child' 멤버들 간에 법정 싸움이 벌어지게 되었다. 결국 팀은 깨졌고 그녀는 소송을 겪으며 굉장한 스트레스에 시달렸다. 심지어 거식증까지 보였다.

　　　　　　　　　　"함께 꿈을 니누고 열정을 다 했던 친구들이었어요. 그런데 그 사이에서 일어난 분열은 정말 큰 충격이었어요. 그 일로 저는 우울증에 걸렸죠. 며칠 동안 방 안에서 나오지 않았죠. 음식도 먹을 수 없었어요. 아니, 마음이 힘드니까 먹기가 싫어지더군요. 누가 나를 이해하고 함께할 수 있는 진실한 친구인지 헷갈리기 시작했어요. 과연 내가 다시 그런 친구들을 만날 수 있을까에 대해 의심이 들기도 했죠."

밑바닥에 다다른 것 같은 절망감을 느꼈지만 비욘세는 조금씩 회복을 했다. 가족의 따뜻한 지지가 있었기 때문이다. 마음이 불안정하고 괴로울 때 힘이 되는 사람이 곁에 있다는 것은 회복에 무척 중요하다. 비욘세의 우울증은 가족의 힘으로 나아졌다.

"어머니가 그러시더군요. '왜 네가 다시 좋은 친구들을 만나지 못할 거라고 생각하니? 너만큼 예쁘고 똑똑한 사람도 없어. 그러니 힘을 내렴.' 이 말은 제게 정말 큰 위안을 주었어요."

〈드림걸즈〉를 만들어 준 마스터 클랜스

비욘세가 팝 애호가가 아닌 일반 대중에게까지 인기를 얻게 된 계기는 영화 〈드림걸즈〉였다. 비욘세는 이 영화에서 디나 존스 역을 맡았는데 배역을 소화하기 위해 체중을 감량하기로 했다. 영화 속 열여섯 살의 디나와 서른여섯 살의 디나 사이에 체중의 변화가 있을 때 더 현실감 있는 연기가 가능하겠다는 판단에서였다. 하지만 다이어트를 할 수 있는 기간은 빠듯했다.

"열여섯 살의 디나와 서른여섯 살의 디나 사이에 화장과 의상의 변화 이외에 좀 더 현실적인 차이를 두고 싶었어요. 그래서 촬영 하는 동안에 가장 빠르게 체중을 감량할 수 있는 다이어트를 생각해야 했죠. 이때 제 영양사가 추천해 주었던

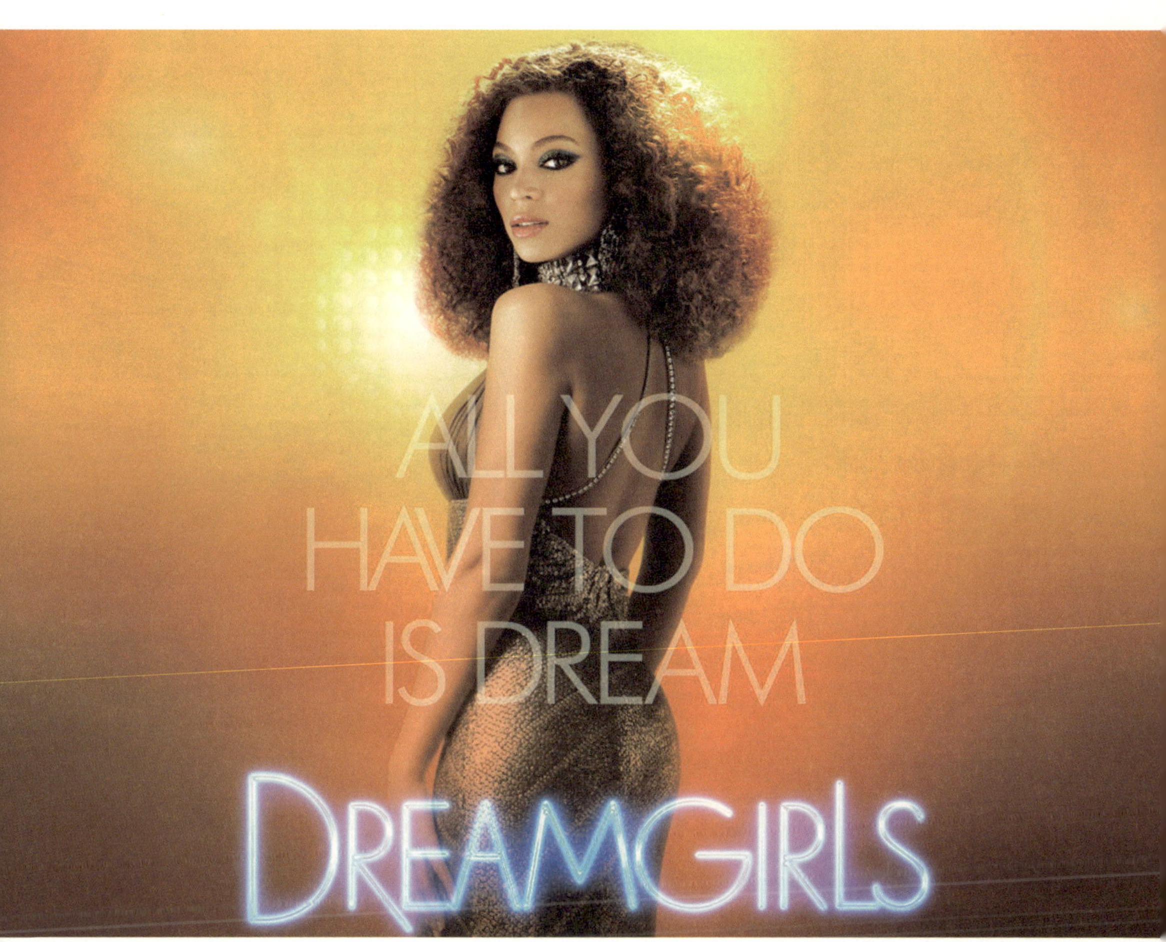

비욘세를 세계적인 스타로 만든 영화 〈드림걸즈〉.

방법이 바로 마스터 클린즈였어요. 2주 만에 체중 감량이 가능하니 저에게는 적합한 다이어트 방법이었죠."

"열여섯 살의 디나 촬영과 서른여섯 살의 디나 촬영 사이에 약 2주 동안의 여유밖에 없었거든요. 그 기간에는 체중 감량을 위해 채소로 만든 액체 음료만을 마셨어요. 우선 신선한 레몬을 짜서 물에 희석해서 만든 주

극한 다이어트가 신체에 미치는 영향	1. 수면 장애_ 밤에 자주 깨거나 새벽에 일찍 일어나게 된다. 2. 뼈 약화_ 골절되기 쉽고 뼈의 변형이 일어나기 쉽다. 3. 월경 불순 또는 무월경 4. 장 기능 저하, 변비 5. 혈중 콜레스테롤의 상승
극한 다이어트가 심리에 미치는 영향	1. 급격히 우울해져서 자주 울거나 비관적이 될 수 있다. 2. 음식에 대한 집착과 강한 과식 충동에 사로잡힌다. 3. 사람들과 관계를 맺는 것에 대한 관심이 줄어든다. 4. 집중력이 저하된다. 5. 사소한 어려움도 감당하기 어렵게 느껴진다.

스와 메이플 시럽 그리고 고추액이 든 물을 하루 6회에서 12회 나누어 마셨어요. 그리고 이틀에 하루꼴로 변비에 좋은 허브차를 마셨습니다. 이외에 다른 음식은 먹지 않았어요."

비욘세는 몸의 독소를 빼 주는 다이어트로 불리는 디톡스 다이어트를 실시하였다. 마스터 클린즈(Master Cleanse) 혹은 레모네이드 다이어트(Lemonade Diet)로도 알려진 이 다이어트 방식은 본래 고대 이집트와 그리스의 전통 치료법에서 출발했다. 몸 안의 독소를 빼 주기 위해서 특정한 허브 등으로 우려낸 물을 마시는데, 의료상의 치료에서부터 다이어트까지 폭넓게 사용되는 방법이다. 음료 위주로만 섭취하기 때문에 극한 다이어트의 하나로 볼 수 있다. 장기간 지속할 수 있는 다이어트가 아니므로 대부분 10일 정도로 짧게 계획을 잡는다.

"정말 아주 괴롭더군요. 상상해 보세요. 저는 액체만 들이켜고 채소 위주로만 먹고 있는데, 옆에선 달콤한 도넛과 쫄깃한 피자를 먹고 있었어요."

비욘세는 마스터 클린즈 다이어트로 2주간 총 9kg을 감량했다. 씹을 수 있는 음식이라고는 채소밖에 없었기 때문에 아주 어렵고 불편했다고 한다. 하지만 자신이 맡은 배역을 완벽하게 소화하고자 하는 욕구는 원하는 성과를 올렸다. 자신의 상황에 적합한 다이어트 방법을 찾은 덕분에 그녀는 배역을 더 완벽하게 소화할 기회를 얻게 된 것이다.

마스터 클린즈 다이어트, 분명히 위험하다

앞서 말했듯이 마스터 클린즈 다이어트는 대표적인 극한 다이어트 중 하나이다. 아주 짧은 기간 내에 체중 감량이 절실하게 필요한 사람들이 실행하는 것으로 대개 10일 이상은 건강상의 문제가 발생할 수 있어 권하지 않는다. 그리고 반드시 전문가와 상의한 뒤 영양 상태를 고려해 진행해야 한다.

마스터 클린즈 다이어트의 또 다른 특징으로는 요요 현상이 있다. 이는 극한 다이어트가 가진 전형적인 함정이다. 잠깐 필요에 의해 급하게 뺀 살은 정상적인 영양 섭취가 시작되면 바로 되돌아온다. 비욘세도 영화를 촬영하고 얼마 지나지 않아 예전의 체중으로 돌아갔다. 이 다이어트는 결혼식이나 중요한 파티를 앞둔 사람들이 맵시를 위해 급하게 하는 방법이다. 그래서 시상식, 파티 등 행사가 많은 셀러브리티들에게 인기가 있지만 그만큼 될 수 있으면 하지 말아야 할 위험한 다이어트이다.

뉴잉글랜드의 의학 저널에 보고된 바로는 극한 다이어트 방식(굶거나, 액체로만 배를 채우는 등 정상적인 식사 방법이 아닌 모든 극단적인 방법)은 심리적으로나 신체적으로 악영향을 미친다고 한다.

극한 다이어트는 반드시 요요 현상을 수반하므로 결코 올바르고 건강한 방법은 아니지만 비욘세처럼 특별한 상황에 적용한다면 적당한 효과를 볼 수 있다. 하지만 반드시 기억해야 할 것은 건강에 대한 충분한 고려가 앞서야 한다는 것이다.

똑똑하고 유연한 자신감

비욘세가 극한 다이어트를 통해 자신의 배역에 맞는 체형을 만들 수 있었던 과정을 보면 그녀의 삶에 대한 태도가 유연하다는 걸 알 수 있다. 유연한 태도란 자신이 하는 선택이 어떤 결과를 가져오는지 명확하게 인식하는 데서 시작된다. 목적이 확실하기 때문에 뜻하지 않은 일들에 휘둘리지 않고 적절히 대처할 수 있다. 그래서 최적의 결과를 경험할 가능성도 아주 커진다.

비욘세는 마스터 클린즈 다이어트를 할 때만 예외로 하고, 다른 때는 적절히 몸을 관리해 나갔다. 다른 댄스 가수들처럼 늘 춤 연습을 통해 충분한 운동을 했고, 요가와 유산소 운동도 병행해 탄력 있는 몸매를 유지했다. 그녀는 누구보다 건강하게 몸을 관리하는 방법을 잘 알고 있는 영민한 스타였다.

"마스터 클린즈는 일시적으로 체중을

감량할 수 있는 다이어트 방법이에요. 마스터 클린즈를 통해 감량한 체중을 평생 유지하겠다는 건 허황된 바람이죠."

극한 다이어트는 몸에 일종의 반칙 행동을 하는 것이다. 반칙은 처음 한두 번은 통하지만 계속 시도하면 나중엔 전혀 통하지 않게 된다. 몸도 마찬가지이다. 몸은 항상성을 갖고 있기 때문에 일시적으로 몸을 학대해서 감량된 체중은 몸이 다시 되돌리려 애쓴다.

필자도 이런 일을 실제로 겪었다. 20대 중반에 건강상의 이유로 1주일간 단식을 했다. 물, 소금, 감잎차만 먹으면서 1주일을 보냈다. 몸무게는 3~4kg가 줄어들었다. 처음부터 체중 감량이 목적이 아니었으니 단식이 끝나고 원래 체중으로 돌아오는 것은 당연했다. 그런데 큰 변화가 생겼다. 바로 회복되는 동안 식성이 어마어마해진 것이다. 도저히 나 자신을 통제할 수 없을 정도로 무서운 식탐이 생겼다. 음식을 먹고 있으면서도 다른 음식을 먹고 싶어 했다. 체중이 되돌아온 것은 말할 것도 없고 오히려 회복식을 섭취하지 못해서 위만 혹사당했다.

어떤 다이어트든 가장 중요한 것은 목표에 적합한 방법을 찾는 데 있다. 그것이 극한 다이어트일 수도 있고 운동과 식이요법을 병행하는 모범적 다이어트일 수도 있다. 단 하루의 화려함을 위해 준비하는 사람이라면 극한 다이어트에 도전해 볼 만하다. 반면에 아름답고 탄력 있는 몸매, 날씬한 체형을 가지길 원하는 사람은 정직하게 땀 흘려 차근차근 자신을 만들어 갈 각오가 필요하다. 우리가 다이어트를 고려할 때 가장 먼저 해야 할

비욘세의 운동법	특징_ 비욘세는 평상시 자신이 원하는 음식을 충분히 먹는 대신 철저하게 운동을 통해 자신을 관리한다.
	운동 스케줄 · 일주일에 5일 동안 운동하기. · 기상 후 아침 먹기. 식사가 다 소화된 후 30분간 유산소 운동하기. · 유산소 운동 후 45분간 근력 운동하기. · 매일 2~3시간 이상 댄스 연습하기.

BEYONCÉ
HEAT
macy's
BEYONCÉ HEAT
HEAT
CATCH THE FEVER
THE FIRST FRAGRANCE BY
BEYONCÉ
WWW.BEYONCEPARFUMS.COM
©REX

일은 바로 이런 고민이다.

　비욘세는 자신의 경쟁력을 높이기 위한 전략으로 마스터 클린즈를 선택했다. 영구적인 체중 감량에 대한 기대가 아예 없었기 때문에 예전의 체중으로 돌아가더라도 당황하거나 자신을 학대하지 않았다. 상황에 맞는 유연한 대처였다. 삶의 유연함이 있는 사람은 때로는 빨리, 때로는 느긋하게 자기의 길을 간다. 바로 오늘도 멋진 자신을 뽐내는 비욘세처럼.

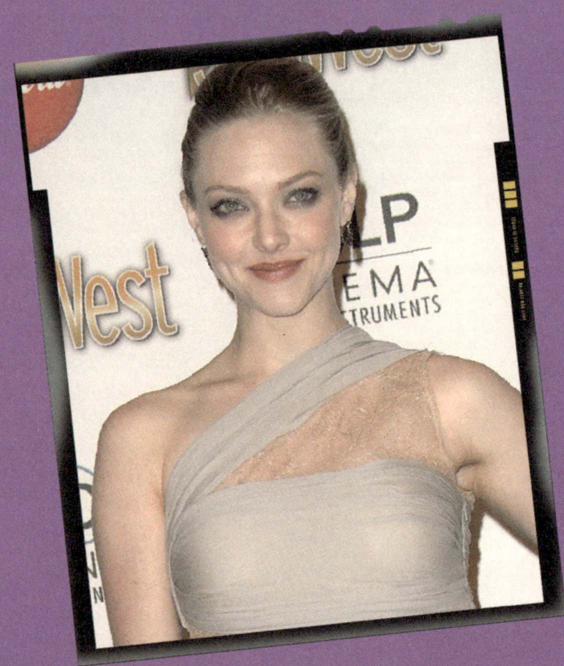

©REX

Amanda Seyfried

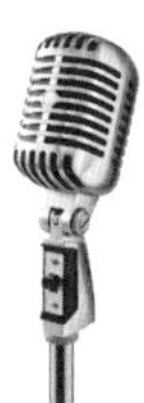

That is my job!

해맑다, 당당하다, 눈을 뗄 수 없다

동명의 뮤지컬로 전 세계에서 널리 공연되다가 영화화된 〈맘마미아〉를 봤다. 소피 역의 어맨다 사이프리드는 얼굴이 알려지지 않은 배우였다. 높은 경쟁률을 뚫고 이 영화에 캐스팅되었다는 이야기를 들었는데, 영화 속에서 그녀가 부르는 〈I have a dream〉을 듣는 순간 왜 그녀가 뽑혔는지 알 수 있었다. 그처럼 달콤한 노래라니, 낡은 표현이지만 정말 '혜성처럼 나타난' 이 여배우에게 급격한 호감을 느꼈다.

그 후 어맨다 사이프리드는 할리우드의 블루칩으로 떠올랐다. 최근 국내에 수입되는 할리우드 영화 중 10편 가운데 두세 편에 그녀가 등장할 정도이다. 로맨스 영화에서 가슴 절절한 사랑을 나눴다면 스릴러 영화에서는 뇌쇄적이고 고혹적인 눈빛으로 남자를 유혹한다.

지금 20대 중반인 어맨다가 받는 스포트라이트와 인기는 할리우드에서 매우 드문 경우이다. 보통 할리우드에서는 여배우들의 전성기가 30·40대이고, 할리우드에서 배우에게 미모만큼이나 중요한 것이 삶의 원숙함이 묻어나는 연기력이기 때문이다. 그래서 할리우드에서는 여전히 줄리아 로버츠, 니콜 키드먼 같은 중견 배우들이 여주인공으로 주목을 받는다. 이런 상황 속에서 그녀가 발산하는 가장 큰 매력은 젊은 세대만이 보여 줄 수 있는 건강하고 활기찬 모습이다.

더욱이 어맨다는 할리우드 스타로서는 드물게 솔직하면서도 모나지 않은 성격의 소유자로 유명하다. 아마도 그런 영향은 의사소통을 중시하는 그녀 부모의 내력에서 찾아볼 수 있을 것이다.

어맨다는 전형적인 중산층 가정에서 자랐다. 아버지는 약사이고, 어머니는 심리 치료사이다. 보통의 딸들처럼 어맨다도 엄마와의 관계가 친밀하며, 대화를 중요시하는 분위기에서 자유롭게 자기 생각을 말하며 성장했다. 생각을 자유롭게 표현하며 성장하는 사람들의 특징은 무슨 일을 하든지 가볍게 한다는 것이다. 이런 사람들은 대개 자신이 무엇을 하고 싶은지를 명확히 알고 있고, 또 그런 상황을 어렵지 않게 선택한다. 게다가 주변 사람들과 관계를 형성하고 유지하는 일에 대해서 애쓰거나 어려워하지 않는다. 자신이 처한 상황에서 온 힘을 다하고, 해야 하는 일에 대해서는 책임감을 가지고 끝까지 해내고 만다. 그리고 무엇보다 자신을 다른 사람과 비교하거나 평가하지 않는다. 그만큼 정신이 맑고 건강하다는 얘기다.

이러한 어맨다의 성격은 많은 작품에 출연하면서도 쉽게 지치지 않고, 일이나 인기에 압도되지 않는 모습에서 잘 드러난다. 한 해에만 서너 편 이상의 영화를 찍고 광고, 잡지 화보, 그리고 드라마 촬영 등 눈코 뜰새 없이 바쁜 생활을 하는 와중에도 사랑하는 남자를 만난다. 또 매일 최소 한 시간 이상 규칙적으로 운동한다. 스케줄로만 보면 타의 추종을 불허하지만, 일이든 다이어트든 사랑이든 그 어느 것 하나 소홀히 하지 않고 열정적으로 소화해 낸다. 이렇게 넘치는 그녀의 에너지는 어디서 나오는 걸까?

상처받지 않는 방식

필자는 인생 대부분에서 기본 감정이 우울함이었다. 상처도 쉽게 받았고 행동하는 것보다 고민하고 망설이는 데 많은 시간을 보냈다. 나 같은 사람의 눈에 어맨다 사이프리드 같은 사람은 참 신기한 축에 속한다. 수많은 일을 가볍게 그러면서도 탁월하게 해내면서 지친 기색을 별로 보이지 않기 때문이다. 이런 사람을 만나게 되면 '저 사람 속에 무엇이 들어 있기에 저렇게도 긍정적이며 에너지 넘칠까?' 하는 생각이 절로 든다.

쉽게 상처받지 않는 사람들은 상처로 아파하고 괴로워할 시간에 다른 일을 하고 있다. 따라서 상처를 잘 받는 사람들에 비해서 훨씬 많은 시간을 활용하고 더 많은 성취와 결과를 만들어 낸다. 다이어트 역시 마찬가지다. 어맨다는 상처받지 않는 방식으로 다이어트를 한다. 그것이 어맨다가 큰 기복 없이 성공적인 다이어트를 하는 유일한 이유이다.

"저는 이제 20대 후반이에요. 그리고 스스로 몸을 어떻게 관리해야 할지를 알고 있어요. 저 스스로가 항상 제 몸에 신경 쓰고 있다는 사실을 부인하고 싶지는 않아요. 언제나 그 생각을 하는 게 사실이거든요. 저는 여배우이기 때문에 언제나 균형 잡힌 몸매를 유지해야만 해요. 생각해 보세요. 만약에 제가 지금보다 더 뚱뚱했다면 〈맘마미아〉의 여주인공 역할을 따낼 수 있었겠어요?"

어맨다는 자신의 몸 관리에 대해서 아주 간단하면서도 명료한 생각이 있다. 자신이 여배우이고 여배우로서 적합한 평가를 받기 위해서 자기 몸을 부지런히 관리해

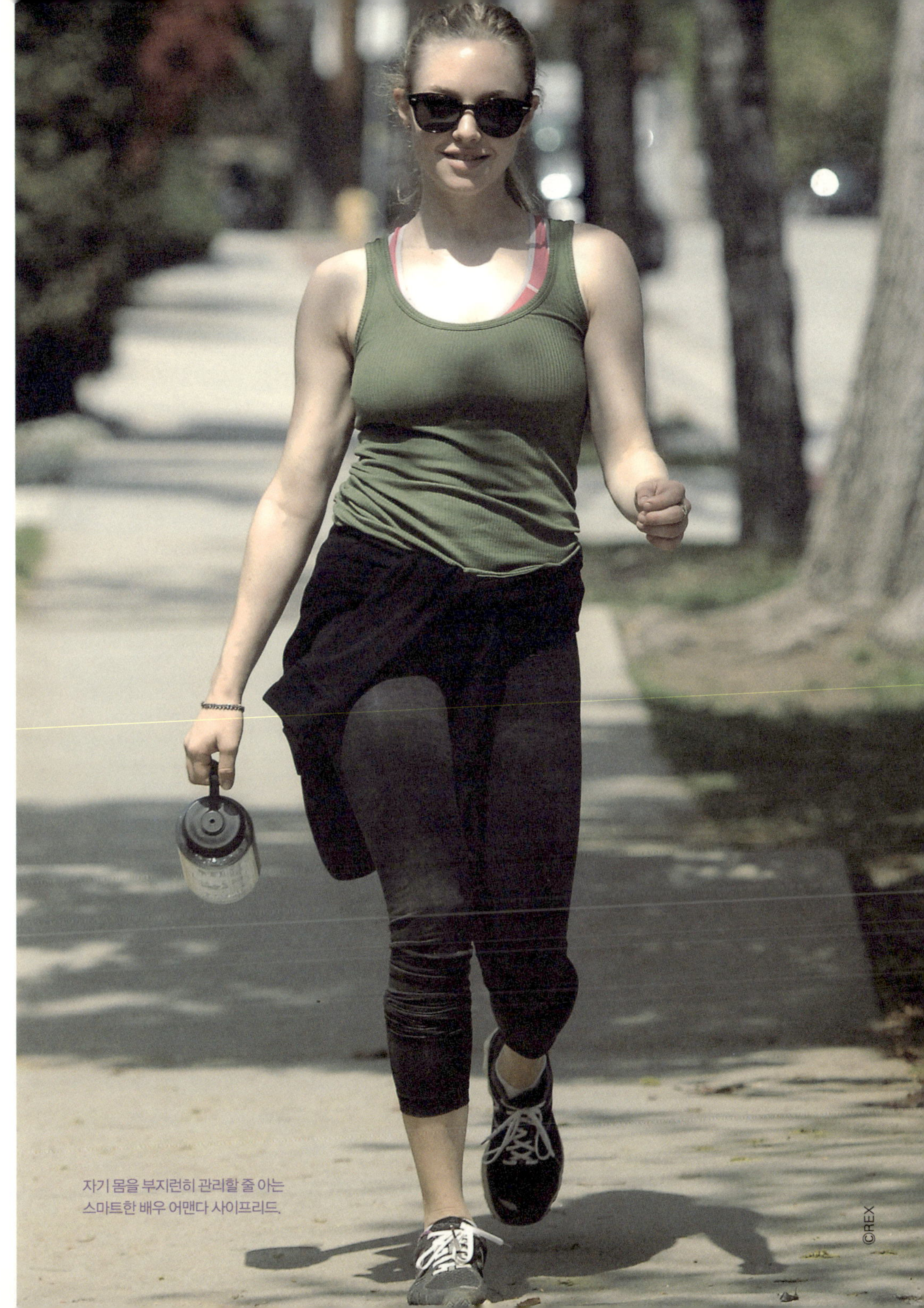

자기 몸을 부지런히 관리할 줄 아는
스마트한 배우 어맨다 사이프리드.

야만 한다는 것이다. 역할을 위해서 자신을 관리하고, 그 역할을 따냈을 때 성취감을 느끼는 전형적인 모습을 볼 수 있다.

"운동을 하면서 '내가 왜 그렇게까지 힘들게 살을 빼고 관리해야 하나.'라며 우는 소리를 하지 않아요. 투덜거리며 시간 낭비하기에는 할 일이 너무 많잖아요.

'어댑트(Adapt)' 할 것인가,
'어답트(Adopt)' 할 것인가?

어맨다 사이프리드는 자신의 전문 영양사와 코치의 도움으로 식단을 조절하고, 운동 방법도 바꾸어 나갔다. 최근에 그녀가 하는 음식 조절 다이어트는 로 푸드 다이어트(Raw Food Diet)이다.

"저는 요즘 로 푸드 다이어트(Raw Food: 생음식. 채소나 견과류 등 가공 과정을 거치지 않는 자연 식품 위주로 섭취하는 다이어트.)를 하고 있어요. 사실 그렇게 맛있게 먹을 만한 건 아니에요. 먹을 때 허전하기도 하고요. 하지만 다음날 일어나면 날아갈 듯 가볍고 시원함을 느끼곤 해요."

가공하지 않은 음식물 위주로 식단을 구성한 것이다. 일반인이 따라 하기는 조금 어렵다. 물론 어맨다에게도 똑같이 힘들지만, 그녀는 자기 역할에 충실하기 위해서 이런 과정을 견디고, 나아가 즐기기까지 한다.

어맨다는 이 다이어트의 힘든 점을 호소하기도 했다.

"아침을 요리하지 않은 생음식으로 먹고 나면, 점심에는 화덕에서 노릇하게 구운 피자가 먹고 싶어져요. 그러면 바로 레스토랑으로 달려가서 피자를 먹죠."

어맨다는 음식을 먹을 때 살이 찔까 봐 괴로워하지도 않는다. 오히려 먹고 싶은 것도 먹고 다이어트도 하는 효율성을 보여 준다. 어떤 면에서는 물 흐르듯 자기 삶의 흐름을 좇아가는 느낌이 들기도 한다. 자신의 상황 속에서 본인이 해야 할 일에 자신을 자연스럽게 적응시키는 것이다.

어맨다를 보면 두 개의 단어가 떠오른다. '어댑트(Adapt)'와 '어답트(Adopt)'이다. 두 단어 모두 변화를 의미하는 단어이지만 실제로는 매우 다른 뜻을 품고 있다. '어댑트'는 새로운 상황을 만났을 때 내가 변화되어 적응하는 것을 말하고, '어답트'는 새로운 상황 자체를 받아들일지 거부할지를 결정하는 것을 말한다. 따라서 '어댑트'는 주어진 상황에서 자신을 적절히 변화시킨다는 것을 가정하고 있고, '어답트'는 새로운 상황이 싫거나 받아들이기 어려우면 거절하면 그만이다. 굳이 내가 변화할 필요는 없다.

변화는 죄가 아니다!

다이어트를 하면서도 자주 실패를 경험하는 사람들을 보면 공통점이 있다. 자신을 스스로 그 상황에 적응시키고 그 상황에 맞게 억지로 바꾸는 작업에서 실패하곤 한다. 그리고 상황을 거부하거나 나와는 맞지 않기 때문이라는 이유로 피해 버린다. 스스로 '선택' 하지 않는 것이다.

새로운 환경, 새로운 사람들이 있다고 치자. 좋으면 받아들이고 싫으면 밀어낸다는 생각과 태도로 살아간다면, 나는 아무런 변화 없이 그대로 있게 된다. 시간이 지날수록 점점 나 자신이 설 자리가 좁아지게 된다. 이것저것 싫은 것들이 생길수록 내가 그 상황에 들어가는 일은 줄어들고, 따라서 내가 배우고 클 기회도 줄어들기 때문이다.

필자는 퍼스널 트레이너로 활동하는 친구에게 황당한 이야기를 들은 적이 있다. 운동하러 피트니스 센터를 찾은 회원들이 트레이너의 말을 신뢰하지 않는다는 것이다. 트레이너가 아무리 이런저런 조언을 해도 귀담아듣지 않는다고 한다. 어쩌면 트레이너의 말을 듣고 그대로 충실히 따르면 본인이 너무 괴로워질까 봐 그럴 수도 있을 것이다. 트레이너 친구는 이런 회원들의 심리 상태에 대해 이렇게 말했다.

> "회원들은 내가 하는 조언들을 따라야 한다는 걸 누구보다 잘 알고 있어. 다만 그대로 하면 힘들다는 걸 잘 알기 때문에 애써 피하는 거지. 변화에 대한 필요성을 주체적으로 느껴야 비로소 행동으로 옮길 수 있어."

회원들이 말을 잘 안 듣는 이유는 잘 듣게 되면 그 말을 받아들여야 하고 그 말을 받아들이게 되면 자신의 행동과 습관을 바꾸어야 하기 때문이다. 자신이 변화해야 한다는 사실을 알면서도 변화가 막막하기 때문에 하지 못하는 것이다.

새로운 환경에 맞게 자신을 변화시킨다는 것은 생각과 마음의 유연함이 없다면 힘들다. 특히 자의식이 강한 사람일수록 더 힘들다. 자의식이 지나치게 강한 사람들은 자신을 변화시킨다는 것을 받아들이기가 고통스럽다. 왜냐하면 이제까지의 자신이 쓸모없다는 느낌이 들기 때문이다. 그런 사람에게 변화의 순간과 변화의 자리는 아주 무서운 곳이 되기 쉽다. 어맨다는 이런 사람들에게 다음과 같이 말을 건넨다.

"당신이 스스로 완벽하지 못하다는 사실에 대해서 언제나 걱정한다면, 또 당신의 모습이 다른 사람들에게 어떻게 보일지에 온 신경을 집중하고 있다면 결코 아무런 변화도 일어나지 않을 겁니다."

"자신의 몸이 마음에 들지 않는다는 건 당신이 무언가 할 수 있다는 것을 의미하기도 합니다. 더 많은 시간을 운동에 투자하세요. 당신이 어떻게 보일지를 신경 쓰기보다는 운동하는 데 집중하세요. 한결 더 나은 느낌을 갖게 될 거예요."

어맨다는 영민한 스타이나. 심리 치료사가 마음의 문제를 다루듯이 몸을 관리하는 방식에서의 문제점을 날카롭게 지적하고 변화하지 못하는 사람들을 격려하고 있다.

어맨다 시이프리트의 **다이어트 프로그램**		
	달리기 30분	주말을 제외하고 주중에 집 근처의 산책로를 달린다. 사랑하는 연인이나 가족과 함께!
	근력 운동 45분	일주일에 3회 정도 실시한다.
	필라테스	주말에는 필라테스를 한다.
	요가	정기적으로 요가를 실시한다.
	식사	기름기를 제거한 단백질과 샐러드를 함께 먹는다. 구운 연어와 찐 브로콜리를 먹는다. 정크 푸드는 피한다. 디저트는 먹지 않는다.

기억하자. 변화된다는 것은 내가 못났거나 잘못 살아왔기 때문이 아니다. 내가 나를 인정하고 존중하고 사랑해 주고 싶기 때문이다. 우리의 삶이 한발 앞으로 나아가려고 하는 것이다.

우리가 진짜로 바꿀 수 있는 것

"아침에 눈을 떴을 때 마법처럼 어제와 다른 내 모습이 있을 거란 생각은 접어 두세요. 이 세상에 그 누구도 완벽한 사람은 없습니다. 사실 할리우드의 많은 여배우가 완벽해 보이는 까닭은 그들이 트레이너를 고용하고, 다이어트를 하며, 미용을 위해 수술하는 데 큰돈을 들이고 있기 때문이에요. 그게 우리 여배우들이 완벽하게 보이는 이유예요. 하지만 조금 달리 생각해 보면 이런 것들은 진짜 모습이 아니잖아요."

어맨다는 배우들의 완벽해 보이는 모습이 실제 현실에는 존재하는 않는, 단지 역할을 위해서 필요하고 만들어진 것임을 강조한다. 그리고 그것은 배우라는 역할, 셀러브리티라는 자리를 위해서 필요한 것일 뿐임을 말한다. 그래서 셀러브리티가 아닌 사람들은 연예인을 자신과 비교하면서 고통받을 이유가 전혀 없다는 점을 상기시킨다. 배우에게서 완벽한 몸이란 그저 하나의 역할일 뿐임을 어맨다는 철저하게 인식하고 있는 것이다.

자신의 역할과 자기 자신을 잘 구분하고 분리할 수 있는 사람은 역할을 충실하게 해내는 힘을 갖고 있다. 역할을 그대로 충실하게 받아들이는 사람은 집착이 없다.

그리고 자유롭다. 왜냐하면 진짜 나 자신이 아니라 역할이기 때문에 실패한다고 기죽을 필요가 없고, 성공한다고 해도 우쭐해지지 않기 때문이다. 할 수 있는 일을 하는 것. 주어진 상황에서 나 자신과 다른 사람의 눈을 의식하지 않고 내가 해야 할 일과 할 수 있는 일을 시작하는 것이 중요하다.

> "우리가 유일하게 바꿀 수 있는 것이 있다면 그것은 상황을 바라보는 방식이에요."

어맨다는 필자가 이 책을 통해서 줄기차게 이야기하고 있는 내용을 한 줄로 정리하고 있다. 우리가 유일하게 영향을 미칠 수 있는 것은 세상을 바라보는 '나 자신의 관점'이다. 그것이 변화를 위한 가장 확실하고 빠른 해결책이다.

자신의 관점과 생각이 바뀔 때 많은 변화가 일어난다. 먼저 할 수 없는 일보다는 내가 할 수 있는 일에 더 많은 에너지를 쓰게 된다. 불가능한 일에 대해서 고민하면서 시간을 보내면 별로 할 일이 없다. 아무리 고민해 봐도 할 수 있는 일이 없기 때문이다. 다만 나에게 가능한 일은 얼마든지 할 수 있다. 혹여 부족해 보이더라도 어떤 결과가 나타나게 된다.

어맨다는 적절한 자의식으로 무슨 일이든 가볍고 명쾌하게 처리한다. '내가 못났어, 내가 부족해.'라는 생각에 빠져서 시간을 낭비하거나 못한다고 일을 거부하지 않고, 주어진 상황을 받아들이고 할 수 있는 것 위주로만 힘을 쏟는다. 그러니 남보다 더 많은 일을 하면서 운동도 하고 연애도 즐길 수 있다. 상황을 바라보는 방식이 다르기 때문이다. 다이어트 역시 마찬가지다.

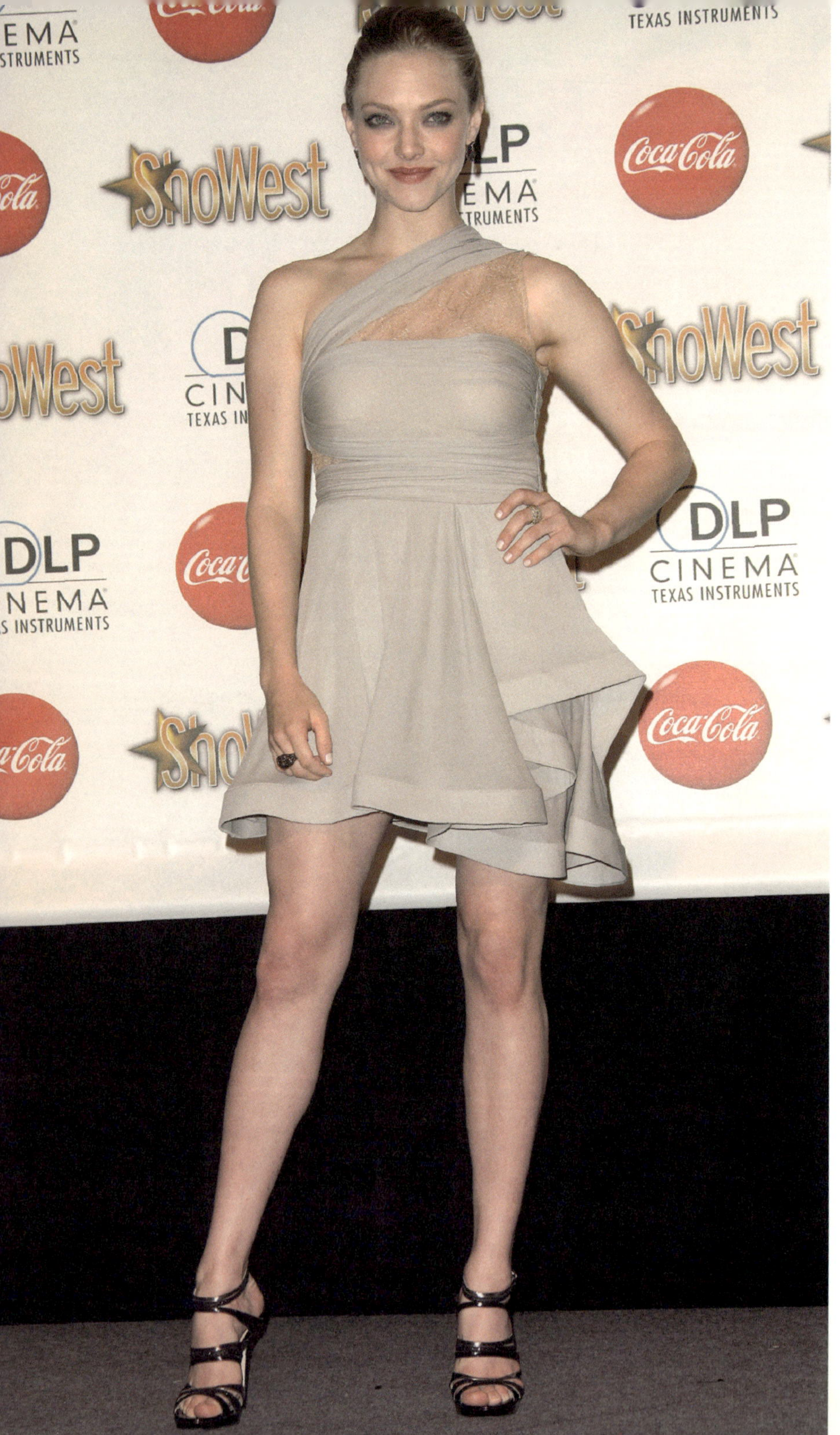

TEXAS INSTRUMENTS
Coca-Cola
ShoWest
DLP CINEMA
TEXAS INSTRUMENTS

너무 바빠서 할 수 없어

"내가 왜 그렇게까지 해야 해?", "스트레스받을 때 닥치는 대로 먹기라도 해야지 뭘 어쩌겠어?", "먹는 것 하나 가지고 쫀쫀하게 굶기는……. 일단 먹고 봐!

이 질문들을 다음과 같이 바꾸어 다시 물어보자.

"하루에 10분 정도의 시간도 못 내세요?"

"정말 먹는 것으로만 본인의 스트레스를 풀 수 있다고 생각하세요?"

"나를 위해 먹을 것을 가리는 것이 쫀쫀하고 좀스러운 일이라고 여겨지나요?"

우리가 무심결에 내뱉는 이야기들을 자세히 들여다보면 우리가 할 수 있는 일들을 할 수 없는 것으로 바꿔 놓는 경우가 대부분이다. 자신을 보호하고 싶은 마음 때문이다. 하지만 상황을 바라보는 눈이 바뀌지 않고서는 변화가 일어나기 어렵다.

어맨다 사이프리드는 아주 바쁜 여배우이지만 사랑과 일, 다이어트 모든 면에서 가볍게, 밝게, 자신 있게 살아가는 모습을 보여준다. 누군가는 지나친 자의식에 빠져서 자신을 괴롭히고 체념하는 시간에, 그녀는 할 수 있는 일을 하고 할 수 없는 일에 대해서는 생각하기를 거부한다. 무엇이 자신을 위하고 보호하는 길일까? 결론은 독자들의 판단에 맡긴다.